中医方法论

沈宇峰　著

中医古籍出版社

图书在版编目（CIP）数据

中医方法论/沈宇峰著．－北京：中医古籍出版社，2018.6
ISBN 978－7－5152－1713－0

Ⅰ.①中⋯ Ⅱ.①沈⋯ Ⅲ.①中医治疗法 Ⅳ.①R242

中国版本图书馆 CIP 数据核字（2018）第 073029 号

中医方法论

沈宇峰 著

责任编辑 孙志波
封面设计 陈 金
出版发行 中医古籍出版社
社 址 北京东直门内南小街 16 号（100700）
电 话 010－64089446(总编室) 010－64002949(发行部)
网 址 www.zhongyiguji.com.cn
印 刷 北京博海升彩色印刷有限公司
开 本 710mm×1000mm 1/16
印 张 18.75
字 数 235 千字
版 次 2018 年 6 月第 1 版 2018 年 6 月第 1 次印刷
印 数 0001～3000 册
书 号 ISBN 978－7－5152－1713－0
定 价 78.00 元

序

偈曰：

天地玄黄，

宇宙洪荒；

法天则地，

地久天长。

这是一首认识宇宙自然、赞美天地法则、敬畏万类生命、创导天人相应的四言"题偈"。前二句来源于古代文献《千字文》，后二句为笔者杜撰续貂。意思是遵循中国儒家、道家认识天地自然之规律（玄学理论），宇宙人类和谐共存，是可以更长久的。"天地玄黄"即"天玄地黄"，出自儒家经典《周易》，意思是说天是黑色的，人们看到的蔚蓝色的天空，其实是蓝色的海洋被日光照耀反射的结果；地是黄色的，远古时代中原大地一片黄土高坡，只有九曲黄河之水滚滚东去。同时又揭示天空高远、玄妙无穷；大地广袤，生机无限。"宇宙洪荒"出自道家文献《淮南子》《太玄经》。所谓"往古来今谓之宙""四方上下谓之宇"；在大爆炸开天地宇宙形成初期的 50 亿年时，大地上洪涝成灾、遍地荒芜，但却已有了自然孕育万象万物的蓬勃生机。"人以天地之气生，四时之法成"（《黄帝内经》）；"人法地，地法天，天法道，道法自然"（《道德经》）。"天地之道"告诉人们，吾人法天则地，敬畏自然，天人相应，和谐相处，则天长地久，万物包括生命可以永续，人类得以长命百岁，尽享天年，也并非戏言。

科学是一门探求和穷极宇宙真理的学问，而哲学则是对自然和

1

社会一般规律的体悟探索的总结。西方文艺复兴近五百年来，基础科学借助对天文宇宙的研究，其发展日新月异，特别是近二三百年里牛顿力学，爱因斯坦相对论、统一场理论的诞生，以及近十余年里，在应用高能物理技术的研究探索中，"反（阴）物质""希格斯玻色子（上帝粒子）""引力波"等一系列自然现象的新发现，让宇宙自然的本来面貌和运行轨迹越来越清晰地显显出来，也就是说真理（绝对的、不变的）越来越清越来越明。揭示儒道玄学"大道至简"的天地法则的理论学说，也越来越为更多的中西方科学工作者所认识和接受。

　　早在两千五百年前，东方圣贤在对人类生命和宇宙自然的探索中，在无为而无所不为的原始状态中，自然而然并且毫无做作地悟出了许多的道理，形成了他们自己研究和观察问题的方式方法，从而认识和解释了有关天地自然、生命，甚至包罗宇宙万物万象的根本。比如老子说的"道可道，非常道；名可名，非常名。无名，天地之始；有名，万物之母"，讨论的主旨是宇宙的起源，其目的是寻找万类万物的"始"与"母"。庄子《逍遥游》说"北冥有鱼，其名为鲲；鲲之大，不知其几千里也……"主题追求的是一种绝对自由的人生观，认为只有忘却物我，达到无欲无求的境界，无所依凭而游于无穷，才是真正的逍遥游，才能穷极宇宙万物的本质。东汉末年文学思想家扬雄的《太玄经·玄摛》中关于"玄者，幽摛万类而不见形者也"，也是直指宇宙之本体。如此这般在普通人的逻辑思维中是难以理解和说清的玄妙、玄奥，而且还会让人玄玄乎乎地如堕五里雾中的、基本指向宇宙天体的学问，古代思想家把它称之为"玄学"，我们可以把它视之为认识天体运动轨迹和解析宇宙奥秘的钥匙，诚所谓"玄之又玄，众妙之门"是也。

　　近日读到一本以现代天体物理学与古代传统玄学思想理论相结合，论说中医学理论和方法的力作《中医方法论》，甚受启发和教益。该书以20世纪60年代著名老中医蒲辅周深入北京各大医院抢救治疗严重乙脑事件为缘由，尽管所治167例取得痊愈的疗效十分显著，却因为中医辨证施治方法体现出惊人的个体因素的不同，治疗方药也有所差异，因而被认为不符合现代科学"统计学"原理，其科学性受到现代医学的质疑和否定，让人感慨不已。甚至有人评述"用西医的机械论方法来领导和评价中医的整体理论，如同让幼儿去评价成人的行为一样，当然会让人觉得可笑复可叹"！中医西医同样是对人的研究，从理论到实践，从方法到结果竟然如此大相径庭（例如到目前为止，西方医学对严重的乙脑患者的治疗，基本上仍然束手无策、无所事事）。其实也并不奇怪，我国著名哲学家、教育学家梁漱溟先生早就说过："东西方是两条不同的路：一方面的根本方法与眼光是静的、科学的、数字化的、可分的；一方面的根本方法与眼光是动的、玄学的、正在运行中的、不可分的。"该书作者从中得到启发，开始了漫长卓越的玄学和现代天体力学相结合的研究探索，走出了一条独一无二的探索中医药学新的理论和方法的路子。该书将中国古代玄学思想和现代天体物理学理论原理相结合，认为西方世界以为宇宙的本源是以"四根"（即"四大元素"）为依据，形成"科学"的"辩证唯物宇宙观"；而东方文化认识世界的本质是以"五行"（即"运动行为"）为着眼点，论述中医传统理论是以中国独特的"唯动宇宙观"和"方法论"为理论基础。论点明确，论据充分，论述平实而具有说服力，从而形成玄学唯动宇宙观的方法论，并运用现代的语言解释古老的阴阳、五行、太极、八卦，以及脏腑、经络等传统中医理论的体系。拜读之余，颇受震惊而又深感欣慰。

《中医方法论》一书运用新兴的唯动宇宙观和方法论，很好地实现用现代科学语言解释中医理论，以至解决了西方人包括不懂中医以及缺乏传统东方哲学文化修养的中国人听不懂看不明白中医的弊病，甚至堵截了西方人胡乱批评中医不科学的漏洞，将为实现中西哲学文化的融合，产生具有中国文化特色的新医药学理论奠定了坚实的基础。笔者予以高度的赞赏和现实的评价。在基本肯定该书的意义和价值的同时，也对其中些小的问题提出补充修正意见。一是该书所凭借的东西两方面的科学哲学理论都比较高深，故建议对涉及的有关玄学理论和现代天体物理学科学家及其理论、公式做出比较详细的注释；对每个章节论述的中心内容做个简要的小结。二是对书中有关内容的用词，如文中有"蒲辅周辨证施治行为"可加括号注明为"蒲辅周辨证施治经验"，"以行为（比如汗、吐、下、和、清、温、补、消）消灭行为（比如风、寒、暑、湿、燥、火、痰、瘀）"中"消灭"二字改为"纠正"为好等，以及有关局部的概念提法如"双子座星球作互为环绕运行"等是否合适，需要斟酌，以使论述更为严谨通俗、一目了然。

总之，现近美国著名科学家大卫·霍金斯博士公开发表的科学研究成果已揭示：宇宙间万物的本质是能量。宇宙中的一切都靠能量的转变而运作。爱因斯坦的质能方程式说明：物质的本质就是能量。沈宇峰医师的《中医方法论》根据中国古老玄学"以动为本"的思想，结合现代天体物理学"质能转换"等理论，提出的"唯动宇宙观"的方法论，能够较好地解释阴阳五行、太极八卦等传统理论，对中医的基础理论，如脏腑经络、卫气营血及治病求本原理等，也做出了探索性的阐述。为探求新医药学理论体系，做了许多工作，付出了巨大的努力。本人写下如上一些评论和倡议，借此抛砖引玉，以引起本专业顶层专家和高层领导的青睐和重视，以及吸引更多的有识之士参与该课题的研究，做出共同的努力，为创新中国新医药学体系做出贡献。笔者就此话题与沈医师进行了深入的交谈与切磋，话语投机，言谈甚欢。沈索序于予，予亦乐以为之。

吕　直

号真元子　睦州吕氏五世世医　主任中医师

丙申年荷月　于杭州大运河畔亦可居书屋

《中医方法论》简评

中国是世界四大文明古国之一，中国文化属于东方文化，而中医学是东方文化的一部分。几千年来，勤劳的中国人民在与大自然环境的共生中，以《易经》《老子》为精髓，《内经》《难经》《伤寒杂病论》《神农本草经》等四大经典巨著为代表，运用阴阳五行、六经辨证，创造出中医医学学科，简称中医学。

中医学，对于我们中华民族抗病治病、子孙繁衍，功不可没，做出了伟大的贡献。近几个世纪以来，随着西方文明的兴起，西方医学迅速发展，东渐中国，和中医一起，共同祛除疾病，为中国人民的健康服务。西医学，不断吸收现代研究成果，理论上不断更新，技术上不断进步，特别是在急性病和创伤外科等方面，西医逐渐成为治疗首选。而慢性病，或西医疗效不佳，人们才会想到找中医，由此习惯成了自然。甚至有人接受西方文明熏陶，认为中医理论陈旧落后，提出取消中医。

不能否认的是，中国医家一直运用中医的阴阳五行、六经辨证理论指导诊病治病，几千年来未曾改变，至今疗效显著，深受广大人民的欢迎。

中医如何在理论上、方法论上寻求突破？本书作者带着这个问题，经三十余年刻苦钻研，用独特的"宇宙运动观""收缩与膨胀""生命全息""生物矢量"等原理论证中医"天人相应"理论的科学性，用现代科学理论阐明阴阳五行、六经辨证的正确性，有理有据，颇得我心。

同时应该指出的是，由于西医药物研发周期较长，应用时间短，容易产生抗药性，并且有致癌作用，因此有关医学专家和学者提出在药学方面，应返归自然。目前世界上传统医学保存较好的只有中国，同样作为世界文明古国的印度，由于被殖民统治100多年，传统医学破坏严重；日本又脱亚入欧，一味仿效西洋，盲目应用汉方东施效颦，甚至20世纪90年代竟然发生小柴胡汤事件，实难重托振兴传统医药的责任。所以将来医药学，唯有中国的医药是我们的希望。中医任重而道远。

本人还认为，目前中医药学在学术和药物开发上，一味沿袭西方医药学模式，并以此培养学生，以此开发新药（单凭动物实验这一生物模式），不能代表中医研究和药物开发方向，值得专文探讨。

鲍严钟
第三批全国老中医药专家学术经验继承指导老师
中国性学会中医性学专业委员会第二届理事会副理事长

论 点 综 述

这本书到底说了些什么呢？简而言之，它试图用现代语言向大家阐明中医以及古中国先哲看待宇宙（和生命）的基本观点、方法，即"阴阳、五行、太极、八卦"等到底是什么样的物理概念，为什么能应用于中医治病，是否科学，是否逻辑自洽，是否在今天仍有实用价值，是否在今天仍有其先进性。

那么，中医究竟怎样看待世界？它与西方人或现代中国人看待世界究竟有何不同？鉴于一些读者不具备物理学知识或不喜欢深究各种论证过程，在此将集中简述全书的一些重要论点。

【宇宙的概念】古中国有个先哲（尸佼）曾说："四方上下曰'宇'，往古来今曰'宙'。"所以，中医及古中国文化所认为的"宇宙"，其实就是空间和时间的结合，简称"时空"。

【时空的本质】时速公式（距离/时间＝速度）是每个小学生都知道的，但其实这个公式中的各项亦可扩展为"空间/时间＝运动"，这却鲜为人知。所以，从这个公式来看，所谓"时空"的本质其实就是"运动"。或许有些人总会追问，这到底是"什么"的运动？笔者的回答就是"一般"。以该数学公式的本质来说，其实"什么"都可以，甚至包括"真空"的运动……

【宇宙的本源】既然宇宙就是时空，而时空的本质是"运动"，那么宇宙的本源当然也就是"运动"。这就是中医及古中国文化所秉持的"唯动宇宙观"。正因为如此，所以当古典医籍出现"阴阳""五行""六经""八卦""六淫""七情"甚至"脏腑""气血精神"等说法时，切不可把它们当作物质概念，而要当作运动概念理解，才能把握古中国先哲们的逻辑，这是至关重要的。

【阴阳】阴阳不是物质，而是运动，并且是包罗万象的运动。正如《内经》所说："阴阳者，天地之道也，万物之纲纪，变化之父母，生杀之本始。"很显然，任何物质都不能包罗万象，只有运动概念才可容纳。

它是怎么包罗万象的呢？恩格斯《自然辩证法》说："一切运动的基本形式都是接近和分离、收缩和膨胀……一句话，是吸引和排斥这一古老的两极对立。"这样一来就清楚了：

"阴"就是接近、收缩、吸引的运动，简称"内聚"；

"阳"就是分离、膨胀、排斥的运动，简称"外散"。

就这么简单？是的。

可是古典文献中，却常把相对温热的、明亮的、激烈运动的、向上升浮的、小而无形的诸般自然现象全都归结为阳；把相对寒凉的、晦暗的、较为静止的、向下沉降的、大而有形的诸般自然现象全都归结为阴。这是为什么？

这是因为自然界的能量转化，导致内聚与外散的本源运动，亦可引发诸多派生动态。

比如，能量外散可导致外界的温热与明亮；质量外散可导致密度减少、比重减轻而升浮；密度减少到达极致则近乎无形。而根据动量定律（$m_1v_1 = m_2v_2$），质量越小的状态必定运动越激烈。

再如，能量内收可导致外界寒凉与晦暗；质量内聚可导致密度增加、比重加大而沉降；密度增加一定数量则显著有形。而根据动量定律（$m_1v_1 = m_2v_2$），质量越大的状态必定运动越缓慢。

可见，由于能量转化的原因，阴阳就有了诸多的派生属性。

为了区分本源的阴阳属性与派生的阴阳属性，中医通常把本源的阴阳称为太阴、太阳，把派生的阴阳称为少阴、少阳。应当注意的是，为了在立体几何中清晰而完整地概括宇宙，一般情况下，太阴、太阳特指聚、散运动；少阴、少阳特指降、升运动；另有厥阴、厥阳特指不升不降而在水平方向进退的运动。综合起来，这些概念就把三维宇宙空间的一切基本矢量概括其中了。

而这就是阴阳得以包罗万象的原理。

【太极】一般说来，从理论判断阴阳是比较容易的，但如果在三维宇宙的实际空间中，只观察某一段运动究竟是阴是阳，往往会各说其理，不易辨别。"太极"便是为明确这种情况而设置的一种公共标准，也可称为"公共参考系"。

太极是一种"相对中的绝对"。在不需要考虑环境因素的情况下，太极以系统的对称中心或"重心"为准；在需要考虑环境因素的情况下，太极则以系统与环境共同的"重心"为准。举例来说，若以人体为系统，地球为环境，则前者是人体重心，后者是地心。

有了太极之后，我们基本上可以这样认为：凡是朝向太极的运动，为阴；凡是背离太极的运动，为阳。比如，向外排出（呼气、出汗）为阳，向内摄入（吸气、饮水）为阴，等等。而如果要考虑环境因素，则还有向上排泄（出汗、呕吐）为阳，向下排泄（小便、大便）为阴等等。

【四象】如果把太阴、太阳的内聚、外散运动和少阴、少阳的沉降、升浮运动换一种称呼，亦可叫作"水、火、金、木"，而这就是"四象"。可见，古典医籍中的水、火、金、木并不是物质，而是运动状态：水代表聚，火代表散，金代表降，木代表升，所以才叫作"象"。

正因为古中医把水、火、金、木看作运动状态，所以在一定条件下，它们才会发生相生、相克的关系。

什么条件下呢？主要是在聚、散、升、降四个矢量共同组成"自然热对流稳态系统"的情况下。

以沸腾的开水为例。一个开水系统的中心具有强烈上升的矢量；上方具有不断外散的矢量；沿着四周的锅边有着沉降的矢量；底部有着向心、内聚的矢量。

那么，以动态顺序的衔接来看，升浮衔接外散，外散衔接沉降，沉降衔接内聚，内聚衔接升浮。这也就是四象"相生"：木生火，火生金，金生水，水生木。

同理，从动态方向的对立来看，沉降矢量与升浮矢量互相对立，内聚矢量与外散矢量互相对立。这也就是四象"相克"：金与木相克，水与火相克。

古中医极为重视"四象"，认为它不但是自然物理的普遍规律，也是生物动态的普遍规律，"升降出入，无器不有。"

比如，类似于"自然热对流稳态运动"的相关模式也可出现在木本植物内部的水分及营养流动模式上：

在木本植物，根有"吸收"的矢量；干有"上输"（水分）的矢量；梢与叶有"蒸腾发散"的矢量；皮有"下输"（养分）的矢量。因此，在矢量关系上，便有"根生干，干生梢，梢生皮，皮生根"的相生关系，同时也有"根与梢对立，干与皮对立"的相克关系。

【五行】五行就是四象（水、火、金、木）再加上环境因素所组成的一种特殊稳态体系。这种特殊稳态体系主要见于地球生物。生物是具有主动性的，它往往要求在自身稳态的基础上，与其相关的环境也要有一定程度的稳定。能够被它控制的这部分环境，在某种意义上可称为"内环境"，古中医给它特殊赋予一个名称，便叫作"土"。这是以木本植物扎根于土中的象征，来比喻"贴身环境"对于生物的重要性。

"土"的动态描述，中医称之为"运化"与"仓廪"（库存）。概括地说，就是一种"动中有静"的圆运动。它与金、木、水、火各个动态发生什么关系呢？

主要是相生的关系。土可以生四象，"脾者土也，治中央，常以四时长四藏"；四象也可以生土，"阳明居中，主土也，万物所归，无所复传"。

当然，有的时候也可以出现土与四象对立的情况。比如"木郁

10

克土"，"肾水反侮脾土"，等等。

但要指出，基于矢量对立的"相克"必定是双向的，过去所谓"金克木、木克土、土克水、水克火、火克金"的单向循环概念不够正确，因为它不符合"自然热对流稳态模式"的基本原则，而物理学是一切学问的基础，不可违反。

所以，正确的"五行相生相克"其实是以"四象相生相克"为基准的。中国最古老的符号文化——《河图》，就正确地表达了这一基准（详情请看正文）。

【五运六气】我们知道，宇宙就是空间与时间的结合，前述的"四象五行"主要阐明宇宙运动的空间规律，而"五运六气"则是古中医对于宇宙热运动时间规律的一种特殊表达。它虽然借了"五行"的名头，但并非"四象五行"空间运动的一部分，而是一个"日照与地球热缓冲系数"：

$$气温最高时间 = \frac{6}{5} 日照最大时间。$$

详情请见正文论述。总之，"五运六气"与"四象五行"分属不同概念，不可混为一谈。

【八卦】地球生物中，绝大多数植物的生态方式都与自然热对流稳态相似，是以向上生长和向周围扩散为特征的，所以用"四象五行"就可以概括了；但是，动物则与此不同了：由于动物除了向上（向背）生长和向周围膨胀之外，还有着主动寻食的动作，所以就多出了一个沿水平方向前进的生态矢量。在这种情况下，单以"四象五行"理论来概括动物系统的发育运动就会有所不足，必须再增加一个水平方向的定向因素才能完善。

因此，"八卦"概念便应运而生了。

古中国的八卦图形有着"上、中、底"三爻。其中，底爻的阴阳代表内外方向（阴聚阳散）；上爻的阴阳代表上下方向（阳上阴下）；中爻的阴阳代表水平面的进退方向（阳进阴退）。

从而，如果不考虑环境因素，只以主体系统而论，则"八卦"基本概括了一个运动系统在三维宇宙中的全部矢量。由于该系统在三维方向可以各有阴阳取向，累计起来便是 $2 \times 2 \times 2 = 8$，共有八个模式，所以叫作"八卦"：

向外＋向上＋向前＝乾 ≈ "天"；

向外＋向下＋向前＝兑 ≈ "泽"；

向外＋向上＋不前＝离 ≈ "火"；

向外＋向下＋不前＝震 ≈ "雷"；

向内＋向上＋向前＝巽 ≈ "风"；

向内＋向下＋向前＝坎 ≈ "水"；

向内＋向上＋不前＝艮 ≈ "山"；

向内＋向下＋不前＝坤 ≈ "地"。

可见，所谓"八卦"其实是一种三维空间动态组合，不是实物，也不能理解为实物。

与"四象"（聚、散、升、降）相比，"八卦"的系统进一步增加了水平方向的前进矢量。这种新矢量的增加和新方向的出现，在物理学上也叫"对称性破缺"，是自然事物由简单到复杂的发展中必不可少的过程。

此外我们知道，对于四象系统，如果叠加环境因素就会变为"五行"，那么八卦系统如果叠加环境因素会变为什么呢？

会变为六十四卦。

六十四卦就是上下两个八卦互相叠加而成。上面的代表主体系统，下面的代表客观环境。二者简称"主、客"。由于主、客各有八种动态模式，合起来便有六十四种排列结果。

古中国人（《易经》）以"凶、吉"来分类这六十四种结果，但这并不是迷信，只是一种针对系统与环境关系的考察与鉴别：环境的三维矢量有利于主体系统发展者为吉，环境的三维矢量不利于主体系统发展者为凶。三维方向全都利于主体发展者为大吉，只有一维利于主体发展者为小吉。反之，三维全都不利于主体发展者为大凶，只有一维不利于主体发展者为小凶。具体请看本书正文。

【六经】六经其实是隶属于八卦的一种衍生概念。在八卦图形中有着代表三维方向的三个爻。如果不考虑它们的组合效应，只是分别考察每一维的阴阳变化，那么从太极出发，三个维度各有两种互相对立的矢量轨迹，合起来就是"六经"。

所以，六经也不是实物，而是一个稳态系统体现在三维方向的分矢量。

就基本概念而言，它可分别命名为太阴、太阳（内外方向）；少阴、少阳（上下方向）；厥阴、厥阳（水平进退方向）。

但值得注意的是，古中医在应用一概念时，由于结合了自然热对流的"圆运动"，使得六经的三维轨迹增加了角动量，就不再是单一的直线，而在实际上成为由太极出发的"立体角"。这一立体角概念也是构成中医描述动物"体表经络"的理论根据。

有了"圆运动"和"立体角"之后，古中医的"六经"便与古中国道家最初的"六合"概念（上下四方）有了区别。六合概念以三维空间的六个垂直方向表达，而古中医六经概念则以三维空间自中心向外围辐射的六个立体角表达。

此外还要注意，前面我们说过，一切矢量的阴阳区分都是以太极位置来鉴别的，朝向太极者为阴，背离太极者为阳。而太极又是一个"相对中的绝对"概念，针对不同情况的范围有着不同的位置。因此，古中医在认定动物体的六经分布及阴阳性质时先后采用了三个太极点：

第一太极点在地心（生长环境的重心）。由于地球动物大都是腹朝黄土背朝天而生活的，所以动物体朝向腹部的立体角就是"太阴经"部位，朝向背部的立体角就是"太阳经"部位。

第二太极点是动物体的对称中心。由于动物体多为长条形，这个对称中心即动物体的中轴。所以动物体远离中轴而展现于两侧的立体角就是"少阳经"部位，接近中轴的那部分则是"少阴经"部位。

第三太极点是动物体的生长控制中心——头部。动物胚胎发育往往首先构造头部，所以朝向头部的动态及立体角称为厥阴，背离头部的动态及立体角称为厥阳（阳明）。在胚胎发育过程中，一开始是头部（厥阴立体角）大于躯干（厥阳立体角），而后躯干却远远大于头部，为了体现"不断发展壮大"的意义，中医便把原本道家概念中的"厥阳"改称为"阳明"。

这就是中医六经概念阴阳与一般概念阴阳有所不同的独特之处。

【经络】很多人以为经络是动物体表面的一种实体结构，其实不然。

中医的宇宙观是"唯动论"，中医的生命观是"生命活动决定生命结构"，中医的经络理论是根据这些观点而形成的，这就决定了中医的"经络"其实是动物体朝向某个立体角的生物矢量的表达，这种"生物矢量"即该方位综合性的兴奋性与新陈代谢变化。

所以，所谓"经络感传"也不是经络有什么自身的实体途径，而是通过神经－肌肉传导以及多种体液循环的综合性作用，它们在同一立体角上有着某种共性。

经络的本质是一种"立体角方向"，所以经络在体表不是一条线，而是一片片"方位分割区域"，换言之，体表的一切都已被经络瓜分完毕，不存在无经络的地方。

因此，国外曾有人做过实验，针刺"经穴"可以产生具有止痛效果的"脑啡肽"，但无论针刺在体表任何地方，也都能产生"脑啡肽"。这曾让人大感不解，其实只因"人身无处不经络"。

但这是不是说，由于"人身无处不经络"，针刺疗法就不需要认准穴位呢？也不是。穴位是中医实践中找出的"针感"较强而又最安全的地方。单就针感强来说，刺激神经干是最强的，但是，刺激神经干不安全，所以古中国人是以神经末梢或肌膜丰富之处为刺激点（穴位）的。

一条肌肉中部并不敏感，只在表面膜处敏感。如果一针下去能够同时刺激多条肌肉的表面膜自然更好。所以，古中医针刺之处之所以称之为"穴"，是因为它多半位于体表皮肤凹陷之处。体表皮肤之所以凹陷，是因为这里是由皮下多条肌肉交错所形成的空隙。这个空隙就是针感既强又安全之处，也就成为古中医针刺疗法的最佳选择——"穴位"。换言之，所谓"穴位实质"，是指肌肉、筋膜互相交错的间隙。事实上，这样的间隙多得很，远不止书上已经指出的那些。

所以，对于全部经络现象，古中医曾有"十二正经、十二经筋、十二皮部"的分类法则，其实正经"深不可见"，原是一种某方位的立体角；经筋则是肌肉、神经、血管的统称；皮部则是该立体角所投射到的体表范围。

【脏腑】如同"经络"一样，中医的"脏腑"也不是实体概念，但同样牵涉着众多体内器官，只是不同的"脏"具有不同的牵涉度而已。中医经络学说源于"六经"概念，中医脏腑学说则源于"四象五行"概念。所以严格地说，中医的脏腑实质也是"生命系统在立体角方向的生物矢量"。只是这个立体角比六经的立体角要少，只有上下内外四个方向。比如"肝主升发""肺主肃降""心主长养""肾主封藏"便是这种"四象"立体角（木、金、火、水）的"生物矢量"。

但不少人总是习惯性地把中医脏腑与体内实质脏器做某种联系，甚至某些古人也有这种倾向。如果一定要将中医脏腑看作某种物质，本文建议将它们看作"逻辑器官"，就如同一个电脑硬盘可划分为几个"逻辑硬盘"，存贮不同的软件一样。

这是因为中医的某个脏腑功能并非只与单一的实质脏器相联系，而是体内几乎所有器官共同参与。这就像电脑对"C盘"进行存贮时并非只动用实体硬盘某个元件，而是所有的集成块和电阻、电容共同完成运作。

所以，当体内所有器官共同完成某个大方向的兴奋性及新陈代谢趋势时，就可认为"中医五脏"中的某"脏"在加强活动。这个某"脏"便是"逻辑器官"。虽然它是虚拟的，但由于符合"四象五行"的基本物理原则和热动力原则，所以仍旧能够正确分析生命运动的概略取向。

这种基于物理角度的大方向的分析是中医治疗所必需的。明确了大方向，中医才能有针对性地实施"汗、吐、下、和、温、清、消、补"的治则，使兴奋性和新陈代谢趋势出现有利于康复的变化。

一切生命运动不能违背物理规律，这就是几千年来，中医能够把它的独特理论沿用至今并且卓有成效的道理。

目　　录

引　言

当前，中医已经是一门能够切实解除人们病痛的实用医疗技术，然而坦率地说，它的理论却一直没有被普遍视为科学，仅仅归于"文化"范畴。这是为什么？原因说复杂很复杂，说简单也很简单。因为自古以来的中医基础理论是"阴阳五行学说"，也称"玄学"，而现代人则把它视为"古代哲学"，并不当作自然科学。

然而，一门足以影响世界人口五分之一的实用技术不属于科学，或不被承认为科学，却也是绝无仅有的怪事，在逻辑上是说不通的。

"哲学"就不能是"科学"吗？否。

牛顿发表物理三大定律的论文叫什么名称？《自然哲学的数学原理》。这就说明：第一，最早的西方科学便是由哲学脱颖而出的；第二，科学无非是自然哲学中可以用数学公式证明的部分；第三，物理是西方所有科学发展的先驱，即使是如今的"西医"，也完全离不开理化检验。

因此，一切从哲学中脱颖而出的东西，只要能用数学公式说明，并可用物理学检验，人们就不得不承认这是科学。

那么中医的基础理论呢？是否也同样？这就是本书写作的目的之一。

或许，这一点并非笔者的独家认识，恐怕大多数现代学者都曾想到。自打中国历史跨入近现代以来，多少仁人志士都为"中西结合"做出过不懈努力，只是收效甚微，始终未能达到目的。

这又是为什么？

因为我们这一代人过于习惯西方的思维路数，却明显忽略了一个对于古中国哲学的认识方法和逻辑方法。

西德学者 M. Pokert（波克特）为庆祝李约瑟八十寿辰而写的题为《中西科学结合的艰巨任务：以中医的现代解释为例》指出：

"中国学者在证实中国科学并不比西方科学落后这一点上，在把中国科学遗产结合到世界科学中去，几十年来未能取得进展：由于迄今缺乏相应的**方法学**概念，而使中医学以令人惊异的速度从内部腐蚀下来。犯下这种罪行的不是外人，而是中国的医务人员，他们追求时髦，用西方的术语，胡乱消灭和模糊中医的信息，从来没有为确定其科学传统的地位而进行方法学的研究。从 19 世纪以来，没有做出决定性的努力，按照中医的本来面目，评价并确立中医的价值。中国的学者应该觉醒，认识到不应不加批判地接受和使用西方殖民主义者传教士塞给他们的方法学……应当使中国学者掌握认识论，**使现代科学方法适应中医的认识论**，但迄今中国在这方面的研究连一点苗头也没有。"

而这便是本书写作的另一个目的。

这两个目的是相辅相成的。没有正确的认识方法，就无法看破中医基础理论暨古中国哲学中隐藏的数理关系及物理学意义；而没有数学公式和物理学印证，也就无法证明这种认识方法的正确性和客观性。

所以，本书命名为《中医方法论》。

第一，以全新的认识和现代的语言，界定阴阳五行明确的概念范畴；

第二，用数学公式证明阴阳五行正确与否；

第三，结合物理学原理说明阴阳五行的真实规律；

第四，将这一规律扩展到生物现象及中医临床诊断当中。

第一章　融入古中国人的思辨

——第三种宇宙观

第一节　问题的由来

提起宇宙观，或许有人会问：听说宇宙观只有唯物主义和唯心主义两种，非唯物即唯心，何来第三种宇宙观？然而世界上的事情是复杂的，需要具体的问题具体地分析，很多情况下并不是可以武断地"非此即彼"的。

其实第三种宇宙观只是西方没有，却是古中国的主流观点。它丰富地蕴含在中医和古中国玄学思想之中，只是长期以来为人们所忽视。且看下列事实。

60多年以前，受周恩来总理的委托，名老中医蒲辅周深入北京各大西医院，治愈了167例已经昏迷的乙型脑炎患者。他不是用一个处方或一种药物，而是按照辨证论治的方法，使用了98首不同的处方，并根据患者个体的差别，经过了适当加减。然而，当时的卫生部负责人竟然认为患者被救活了不能算数，符合统计学原理才能算数：一首方子的治愈者还不到两个病人，这不符合"统计学原理"！

60多年以后，一个文化和经济学者韩德强先生读到这则资料时，不由得发出这样的感慨："用西医的这种机械论方法来领导、评价中医的整体论，如同让幼儿评价成人行为一样，可笑复可叹！"（见《我是铁杆中医——彭坚学术观点与临床心得集》，第5－6页。）

这个案例发人深省：一般认为，中医和西医的研究对象都是

"人"，但中西医之间，从理论到实践到成果鉴定，为何如此大相径庭？

我国著名教育家梁漱溟先生的《中国文化的命运·中西学术之不同》曾经对比和总结过这种差异：

"总之，东西是两条不同的路：

"一面的根本方法与眼光是静的、科学的、数学化的、可分的。

"一面的根本方法与眼光是动的、玄学的、正在运行中不可分的。"

然而他只是总结了表面现象，并没有涉及问题的根源，虽然表明各自都有优点，却容易使人误以为"玄学"（中医理论基础）与"科学"有着不可调和的对立。

无独有偶，一代科学巨匠爱因斯坦也曾提到过这种东西方差异："西方科学的发展是以两个伟大的成就为基础的，那就是：希腊哲学家发明的形式逻辑体系（在欧几里得几何学中），以及通过系统的实验找出因果关系的发现方法（在文艺复兴时期）。在我看来中国的贤哲没有走上这两步。"（《纪念爱因斯坦译文集》，上海科学技术出版社，1979：46.）

在这里，爱因斯坦毕竟对中国的历史文化不够了解，几乎直接把它排斥于"科学"之外。但是，爱因斯坦至少给"科学"下了一个很简洁的定义：第一要有"逻辑"；第二要有"实证"。所谓"科学的方法"，其实就是"逻辑实证"的方法。

那么我们再回过头看蒲辅周案例。中医的辨证施治没有"逻辑"吗？不，或许逻辑比西医还严密，所以蒲辅周先生才能针对每个病人的证候差异开出不同的处方。那么蒲辅周的治疗结果缺乏"实证"吗？不，167 例乙型脑炎患者的病历，北京各大西医院一定记载得清清楚楚。

好了，既有"逻辑"，又有"实证"，为什么还说不"科学"？进一步深入地说，既有 167 例成功，为什么不能把它作为"蒲辅周的辨证施治行为"来总结，却偏要当作"某药治某病几例"来总结？

可见，根本的分歧其实不在于"科学"，甚至也不关"统计学"什么事，只在于东西方的历史文化底蕴乃至宇宙观（自然观）的对立。

在西方，古希腊时期恩培多克勒（Empedocles，前490—前430）就认为宇宙的一切都是由"水、火、土、气"四种基本物质组成的，这被称之为"四大元素"，也叫"四根"；而德谟克利特（Δημόκριτος，约前460—前370）则发展了上述理论，指出构成上述元素的其实是"原子"，万物都是由原子和虚空构成的，而原子具有不可分、数量无限、性质相同、只有形状位置和次序的差异等特点，是世界的本源。

由于这种一切"以物为本"的理念根深蒂固，所以落实到"治病"上，西医就理所当然地视为"以物质（药物）对付物质（病灶）"。这样一来，作为"统计"的对象也就必须是"物质"，并且由于"形式逻辑"的推理能力总是有限，所以这物质还必须是单一物质或有限几种。否则，就"不合乎科学"？不，只是不合乎"西方世界观"！

而古中国虽然也有"金、木、水、火、土"等概念，却从来不奉为"元素"，而是叫"五行"。《尚书·洪范》原文："五行，一曰水，二曰火，三曰木，四曰金，五曰土。"郑玄注："行者，顺天行气也。"可见"行"就是"运动行为"，古中国的主流文化（玄学）不认为世界是由什么"不可分割"元素构成，只是有着几种基本行为（能量行为），天地万物皆由行为所化，也随行为而消，"成败倚伏生乎动，动而不已则变作矣"（《黄帝内经·素问·六微旨大论》）。

于是，落实在"治病"上，就成为"以行为（比如：汗、吐、下、和、温、清、消、补）对抗行为（比如：风、寒、暑、湿、燥、火、痰、瘀)"，也就是说，这种观点认为一切物质从属于行为。至于"统计"么，当然要以"行为"为对象，只要行为适当，岂受方物所限？

究竟谁对？

初看起来，似乎"一切不符合唯物主义的，都是错的"，其实不然！

只要站到一定的高度就会发现，古中医和古中国文化所"不符合"的只是"机械唯物主义"而已，却有"辩证法"在强烈支持它。辩证法的基本原理就是："一切事物都是对立的统一。""对立的统一是相对的，对立的斗争是绝对的。"以此推论，一切所谓的"物质形态"在宇宙中都只是相对的存在，都会基于运动行为而改变。

举例来说，中医和西医研究的对象都是生命，而当我们通观"达尔文进化论"的时候，就很容易发现这样一个真理："用进废退"——生命行为决定生命结构！

不是么？猿之所以变成了人，是因为它由森林转到平地的谋生行为发生改变所造成的；而那些行为不曾改变、仍然留在森林的则没有进化，依旧是猿。

反之，如果仅仅是"生命结构决定生命行为"，则一切物种从一开始就永远是它自己，那么地球至今也只能存在低等生物，哪有如此生机勃勃的大千世界？

或许有人会说：物种进化离我们太遥远了，不能说明医学问题吧？

其实不然。认真地说，我们每个人每一天都在发生着进化，只是没有察觉罢了。自幼勤练小提琴的人，由于左手小指总是频繁做着伸展动作，就会比右手小指发育得略长一些；自幼习武"站桩"的人，由于总是收缩"下盘"，就会长得比常人矮些；孩子们的"近视眼"目前备受关注，众所周知就是长期近距离看书所致，其实也是一种"进化"：虽不令人满意，却难以抗拒——因为它的本质就是"生命行为决定生命结构"。

在疾病发生过程中，"先有功能改变，后有器质改变"更是大多数疾病的临床规律。

或许有人会说："行为决定结构"，在生物界也许如此，但扩展到整个自然界，未必其然吧？

不，也是一样。其实我们不妨开阔一下眼界：当今物理学和天体宇宙学的发展，早已走到了西方固有哲学观念的前面。世界的本质是什么？我们这个宇宙是怎么来的？所谓的物质本源——基本粒子又是怎么发生的？一切的一切都在逐渐指向"宇宙能量"——"真空运动"以及"时空维度"等等。

自从爱因斯坦"相对论"以及"质能公式"提出之后，几乎每个现代人都知道了"物质可以湮灭"。从此"哲学的物质概念"和"科学的物质概念"就分了家，几乎各说其道，日趋渐远。

在微观世界，科学家们发现，物理真空中其实蕴藏着巨大的本底能量，它在绝对零度条件下仍然存在，称为**真空零点能**。对卡西米尔（Casimir）力（一种由于真空零点电磁涨落产生的作用力）的精确测量，证实了这一物理现象[①]。从而，狄拉克从量子场论出发对真空态进行了生动的描述，把真空比喻为**起伏不定的能量之海**[②]。而 J. Wheeler[③]估算出真空的能量密度可高达 10^{13} J/cm^3。

在宏观宇宙，科学家们也大致承认，我们这个正在膨胀的宇宙最初起源于一个大爆炸的"奇点"。在这个奇点上，"所有物理定律以及可预见性都失效"，"没有物质，没有时间"，只是有着难以想象的能量集中，一个"沸腾的真空"[④]。

至此，大家不难发现，关于"本源"的新认识——第三种宇宙观目前已是呼之欲出：**能量**！而当 $E = mc^2$ 中的 m 湮灭之后，能量又表现为什么形式？**运动**！即 $E = ht$。如果还要追问一句"究竟什么在动"，最终就是**真空**！真空本来就在动：**起伏不定的能量之海**……

　　由此可见，现代物理学的这种突破性发展，用以往西方固有的哲学概念早已无法解释。如果继续无视科学的物质概念，只以"哲学的物质概念"来牵强，则"运动是物质的属性"，"能量是物质的属性"，"时间和空间是物质的属性"，那么爱因斯坦的质能公式：

$E = mc^2$ 岂不是要写成 $M = mm^2$？

　　有趣的是，这样的方程也并非无解，但它只有这样一个共轭解，那就是

$|M| = 1$。

　　或许有人会说：看！这不正说明唯物主义一元论是对的吗？

　　诚然，仁者见仁，智者见智，永远如此。但仔细观察就可发现，只要上式数值稍有变化，方程就无法成立！而宇宙是不能变化的吗？这恰好反过来说明，即使所谓包罗万象的"哲学物质概念"，在宇宙中成立的条件也是相对的：一切"物质"只有在其"属性"的数值（能量、质量和运动）恰到好处的情况下才能成立，超出稳态范围就会湮灭。

　　然而，什么是哲学？"对于自然界最一般规律的概括和总结。"如果它对诸多科学新发现概括乏力的时候，是不是就该寻求一种思维方式的改变了？

　　常言道："有比较才有鉴别。"正当固有的西方经典哲学对物理学前沿日益不适应的时候，笔者却发现，反而是古中国玄学"以动为本"的宇宙观表现出了它持久不衰的生命力，表现出了它与现代物理学丝丝入扣的兼容性。这是非常耐人寻味的……

　　具体且看下节。

[小结]

　　本节旨在说明中西医之间的根本差别在于宇宙观的不同，并指出西方传统的思维习惯——机械唯物论面对科学已需改变，因为现在的科学

新发现已不再支持"物质本源论"，转而倾向于"能量本源论"了。而在物理学物质可湮灭的条件下，唯有运动不灭，所以能量本源论亦等于"运动本源论"——一种既古老又崭新的哲学。

本节同时阐明了关于"科学"的最简洁定义——科学是一种通过"逻辑加实证"来认识世界的方法。

[注释]

①要证明零点能量存在，量子场论中最简单的实验证据是卡西米尔效应（Casimir effect）。此效应是在1948年由荷兰物理学家亨得里克·卡西米尔（Hendrik B. G. Casimir）所提出，其考虑了一对接地、电中性金属板之间的量子化电磁场。可以在两块板子间量测到一个很小的力，这种力——称之为卡西米尔力，可直接归因于板子间电磁场的零点能量变化所造成。

②即所谓"狄拉克之海"，是英国物理学家保罗·狄拉克（《量子力学原理》，1930）解释狄拉克方程的自由粒子（例如电子）解中出现反常的负能量态而提出的真空理论。他认为真空是充满了负能态的电子海；当负能态的电子吸收了足够的能量跃迁到正能态成为普通电子时，电子海中才能留下可观测的空穴，即正电子；从体系的能量角度考查，这种情况比只有电子海的真空状态要高，因此真空就是能量最低的状态。现代量子场论发展了狄拉克的这一观点，认为每一种粒子对应于一种量子场，粒子就是对应的场量子化的场量子。当空间存在某种粒子时，表明那种量子场处于激发态；反之不存在粒子时，就意味着场处于基态。因此，物理真空只是没有任何场量子被激发的状态，但实际上是一片不停波动的能量之海：当能量达到波峰，可瞬间转化为一对对正反基本粒子（虚粒子），当能量达到波谷，一对对虚粒子又相互湮灭，转化为能量。换言之，真空是一种永不停息的变动。

③美国著名物理学家John Wheeler，以1979年关于光干射的"延迟选择实验"而著名。

④在奇点上，具有高度集中而又非物质形式的能量，按理只能表现

为激烈的真空运动，所以喻为"沸腾的真空"。这种提法见于 2014 年中国科技大学天体物理学公开课（向守平讲授）。

第二节　玄学的宇宙本源论——唯动宇宙观

关于宇宙本源的认定直接关系到某个历史时期的总体思维习惯和逻辑习惯，不可不察。

古中国的"玄学"与古希腊的"四大元素"思想几乎同时产生，然而从根本上却是相反的。有人曾把古中国的金木水火土"五行"等同于古希腊的"四大元素"，误以为都是"朴素的唯物主义"，其实大相径庭。它们一个强调不可分割的"原子"永远存在；一个强调只有永恒的变动行为，没有永恒的物质："天下万物生于有，有生于无"，"成败倚伏生乎动，动而不已，则变作矣"。

如果历史倒退一百年，一定会有人把它归于"唯心主义"范畴，因为那时多种物理学新证据都未显现，尽管《易经》[①]《老子》[②]从不主张上帝造物或心外无物，仍会使人觉得"主观臆测"的成分较多。

但时至今日，科学家们在物理学和宇宙学上已经有了各种新发现、新概念、新理论，虽然其本意未必主张玄学，却在客观上给玄学"以动为本"的宇宙观提供了直接或间接的证据。如今我们客观公正地看，玄学其实就是一种"从一般运动轨迹解析宇宙"的独特观点。

且看玄学代表作《老子》对宇宙起源的描述：

"有物混成，先天地生，寂兮寥兮，独立而不改，周行而不息。吾不知其名，字之曰道。强为之名曰大。大曰逝，逝曰远，远曰返。"

这段话极其重要，下面逐句解析并与现代物理学对照。

一、有物混成，先天地生——关于"运动本源"的认定

这里的"有物"非指"物质"，而是"运动状态"。因为历史上最早《老子》版本（郭店楚墓竹简）已经发现，该句原文是"有状混成，先天地生"，可见古人的本意。

至于"混成"，古中国最直接的解译就是"阴阳未分"的"混沌"状态。

什么是混沌呢？汉班固的《白虎通·天地》中云："混沌相连，视之不见，听之不闻，然后剖判。"《云笈七签》卷二："《太始经》云：'昔二仪未分之时，号曰洪源。溟滓濛鸿，如鸡子状，名曰混沌。'"

什么是阴阳呢？明代的《幼学琼林》中说："混沌初开，乾坤始奠。气之轻清上浮者为天，气之重浊下凝者为地。"《黄帝内经·素问·阴阳应象大论》云："阴阳者，天地之道也……积阳为天，积阴为地。"

以上的古文解释，均可转化为科学诠释：

首先，"阴阳"的归类是"天地之道"，就应明确"道"是一种什么概念。西方往往直译成"道路"，对，但不够完整。"世上本来没有路，走的人多了，也就成了路。"我们应当从这点出发，注意它的引申义：

§ 道的概念

道——道路——人类活动的共同轨迹——宇宙运动的一般规律。

所以，"道"即便直译也应当是"运动轨迹"，以此理解，才一切皆通。

§ 阴阳的概念

宇宙运动，必有它最基本的运动轨迹。从最抽象的角度，该怎样归纳和分析呢？

恩格斯在《自然辩证法》中说："一切运动的基本形式，都是

接近与分离、收缩与膨胀……一句话，都是吸引与排斥这一古老的两极对立。"

以此对照，"积阳为天"的运动轨迹逆着地心引力，属于"排斥"；"积阴为地"的运动轨迹顺着地心引力，属于"吸引"。所以，玄学最基本的"阳"就是排斥、分离、膨胀的空间矢量；最基本的"阴"就是吸引、接近、收缩的空间矢量。

§ 混沌的概念

那么"混沌"呢？显然就是没有或者分解不出这样的矢量。

什么情况下分解不出这样的矢量呢？从科学上看，就是宇宙最初的"奇点"！

现代科学对于奇点的描述就是："没有物质，没有时间"——"所有物理定律以及可预见性都失效"。为什么会失效呢？说穿了就是没有阴阳——没有最基本的可以规范化的运动矢量。恩格斯说："物体只有在运动中才显示出它是什么。因此，自然科学只有在物体的相互关系中、在物体的运动中观察物体，才能认识物体。**对运动的各种形式的认识，就是对物体的认识**"（《马克思恩格斯全集》，第33卷第82-83页）。那么反过来说，如果一切运动超脱现有规范，没有质点，没有轨迹可寻，作为"科学"自然也就什么都不可预见了。

于是可以认为，**奇点——混沌**，只是针对同一物理对象的不同描述而已。

二、寂兮寥兮——关于"真空"的认定

看不见、听不到、摸不着。若以科学定义，还要加上"一切仪器都测不到"。毫无疑问，这实际上就是物理学的真空状态。

三、独立而不改，周行而不殆——关于"时空"的认定

虽然无形，却运动不息的意思。

转为现代科学解释，那就是这个真空状态的宇宙奇点，却蕴藏着全宇宙的能量，是一个"沸腾的真空"。

然而《老子》在描述其运动的同时，却使用了"独立而不改，周行而不息"这样较为绝对的词汇，于是便与物理学家霍金的时空理论有所分歧：霍金认为这是四维宇宙时空的起点，应当是一个"没有物质、没有时间，也没有空间"的所在。

《老子》却认为这是宇宙最一般的状态，它应当有着空间的绝对性和时间的永续性。语句中的"不改"和"不息"明确表达了这种意思。

凭什么这样说呢？《老子》原文没有进一步解释。

但我们可以从最普通的物理公式找到支持。大家都不会忘记它吧：

§ 时空公式

$S/t = v$。

该公式通常理解为：

距离/时间 = 速度；

但在哲学上可理解为：

空间/时间 = 运动。

换言之，时间和空间是运动的存在方式。

这表达了古中国玄学至关重要的"时空观"，所以这一公式也可称为"玄学第一公式"——**时空公式**。

根据这一公式可推理如下：

在宇宙起始的奇点可以没有物质，然而有运动吗？有。因为它能"大爆炸"就一定有能量，有能量就一定有运动。而有运动，就意味着有时空：运动 = 空间/时间。

可是霍金等西方科学家为什么说没有时空呢？

第一，这一西方理念最早来自基督教的圣奥古斯丁："时间是上帝所创造的宇宙的一个性质，在宇宙开端前不存在"（霍金：

《时间简史》）。

第二，显然，西方机械唯物论虽然不再主张物质是上帝造的，却承袭了这一观点，认为**时间和空间是物质的一个性质**（这其实并没有物理公式支持），所以一旦没有了物质，也就没有了时空。同时基于物质的相对性还把整个宇宙也看成是相对系统："**有限而无界**"。既然是相对系统，该宇宙的时空也就成了相对的、可以终止和起始的了。

而古中国宇宙观的不同点，在于它认为**宇宙本身就是时空**："四方上下曰'宇'，往古来今曰'宙'"（战国·尸佼：《尸子》），而时空是运动的存在方式，所以，**运动不息，时空不止**——"独立而不改，周行而不怠"。

至于宇宙中的缤纷万物，不过是这一"时空流"的特殊迹象，正如"量子场论"所主张的："真空是场的'**基态**'；而粒子是场的'**激发态**'。"

因此本文认为，根据"**四方上下曰宇，往古来今曰宙**"，再根据"**空间/时间＝运动**"，我们很容易就能得出"**宇宙的本源为运动**"的数学结论。

无论东西方，公式 $S/t = v$ 的正确性都是毋庸置疑的。只是东西方着眼点不同，才有了各自推论的差异。西方传统着眼于物质，一切物质形式都是稳态运动，一切稳态都是相对运动；而东方传统着眼于运动本身，宇宙中既存在稳态，也存在非稳态，既有相对运动，也有绝对运动。毫无疑问，相对运动构建相对时空，绝对运动构建绝对时空。我们的宇宙既有相对时空，也有绝对时空。**相对之中有绝对，绝对之中有相对**。从而"独立而不改"与"周行而不怠"同时存在，概括了宇宙的全部奥义。

四、吾不知其名,字之曰道——关于"一般与特殊"的认定

这里的关键词是"名"和"道"。

§ 道与名的区别

前面我们已经提到了"道"的引申义：

道——道路——人类活动的共同轨迹——宇宙运动的一般规律。

这里根据同样逻辑，也可以推导出"名"的引申义：

名——名称——事物有别于众的特殊表征——宇宙运动的特殊迹象。

《老子》曾有一句极为重要的名言就是："**道可道，非常道，名可名，非常名**。"千百年来似乎极为难解。然而根据这个引申义则一目了然："一般可以视为一般，但不是永远的一般（行将转化为特殊）；特殊可以视为特殊，也不是永远的特殊（行将回归于一般）。"

简简单单一句话，道尽宇宙沧桑。

从而，"吾不知其名"并非"不知道怎样命名"，而是对于这种"宇宙最原始的、最一般的客观存在"不知道它有何特殊之处，就像科学家们"不知道"宇宙奇点适应于什么物理定理一样；反之，如果已经"知其名"，知道它有哪些特殊，那也就算不上"最一般的客观存在"了。这是一种严密自洽的逻辑关系。

§ 名与字的区别

此外，对于其后的"字之曰道"，还须注意其中的"字"，按古中国的命名习惯，其实是表达对于"名"的进一步解释，通常是一种引申义。例如我们中国人所熟知的"关羽"，姓关名羽，字"云长"，可以引申为"轻轻的羽毛飘去，仿佛长长的白云"。

也许有人要问：可是《老子》在此，既然连"名"都不知，又怎能进一步解释？岂非空说？

不是空说，并且这有两重意义。

首先，"不知其名"即"无名"，而"无名"并非没有含义，其真正含义是"不特殊"，这才能够进一步解释为"道"：由于没有任何特殊迹象，所以就是"最一般运动轨迹"。

其次，这其中蕴含了一种通观大略、兼容未知的认识方法和逻辑方法：

§ 玄学与其他哲学的本质区别

对比各种西方哲学，"承认未知"和"允许未知"是古中国玄学的重要特点，也是"唯动论"宇宙观本质上的优点。以往一切西方哲学全都声称"全知全能"，从而不自觉地成为一种知识闭合的思想体系，一旦时代变迁、知识更新，就显出许多不兼容和不自洽因素。比如唯心论不能接纳"日心说"，唯物论不能接纳"物质湮灭"及"宇宙起源"，便可见一斑。

唯心论主张上帝造物。怎么造的呢？《圣经》："上帝说要有光，于是就有了光。"没有任何过程，也无需任何规律。

传统唯物论则主张物质本来就有。虽然有别于上帝造物，其实差别有限，也是不用费尽心机考虑物质怎么来的，只要考虑来了以后的事情。

由于这样，无论唯心论还是传统唯物论，关于本源的认定就是一个逻辑断点，对于这个断点必须"全知全能"，才能使以后的演变逻辑自洽。一旦人们对于断点的知识有所更新，传统西方哲学就只得不停地"修改"前提设定，甚至面目全非。比如"上帝造物"，在牛顿定律出现以后，便改成了"上帝制定了规律，牛顿发现了它……"。

但现在却有一种倾向认为，西方一切原理都在不停地修改，这才是"真理的特点"；而古中医理论暨古中国玄学思想千年不变却始终逻辑自洽，实属"违反真理发展规律"的怪事！

这真令人啼笑皆非。什么叫真理？真理固然具有相对性，然而越是普遍真理，越经得起时间的考验，放之四海而皆准。

西方主流思想以物为本，其理论趋向于特殊，趋向于"名"，所以局限而短暂；古中医及古中国主流思想以动为本，其理论趋向于一般，趋向于"道"，所以普遍而长久。

《老子》知"道"而不知其"名"，旨在说明客观宇宙的运动变化是绝对的，"孔乎莫知其所终极，滔乎莫知其所止息"（《淮南子》），我们人类只是时空流的匆匆过客，不可能尽知一切特殊之处。但一切特殊都是从一般演化而来，只要掌握一般规律，就能在逻辑上兼容未知，从而提纲挈领、事半功倍地迈进未来。

所以，在古中国玄学中，"道"之概念本身，就已包含未知，兼容未来。无论将来有什么新发现，"道"的概念外延无需更改。

而且由于"道"有这样的性质，所以在古中医和古中国玄学中的许多相关概念也同样是包含未知的。

比如说：

§ 气的概念

玄学和中医学一个十分重要的概念就是"气"。《老子》的有关描述是："万物负阴而抱阳，冲气以为和。"

这其中包含了三个互相连贯的观点：

第一，一切物质都是稳态运动——"和"。

第二，一切稳态之"和"都是基于阴阳——吸引与排斥而达成的。

第三，从而一切表面上的稳态，其内部都有互相对立的时空流（气）不断对抗。也就是说，一切物质都是内部可分的，不存在"不可分割"的物质。而且正因其可分，有着阴阳之气，所以才叫作物质（稳态）。

由此来看，所谓"气"的本质是什么呢？本文认为"气"的定义就是："一切能够跟随阴阳运动的时空内容。"

所以，这"气"可以是真空能量，可以是场，可以是量子，可以是分子，亦可以是星云、天体，或整个宇宙内容，只要跟着宇宙收缩膨胀而动，就是它。进而，由于阴阳运动（吸引排斥）贯穿着从宏观到微观的整个宇宙空间，所以气的概念外延也就"其大无外，其小无内"，或许将来还会另外发现与吸引排斥相关的"引力子"，也或许根本不发现，但都脱不出"随阴阳而动的时空内容"这一范畴。这就是"大道"能够兼容未知之妙……

壮哉，"吾不知其名，字之曰道"！

五、强为之名，曰大：大曰逝，逝曰远，远曰返——关于"可观测性"的认定

科学观点，一切真理必须具有可观察性。《老子》最后这段话正是说明其可观察性的。

宇宙的初态也是宇宙最一般的运动状态。如果一定要勉强描述这个"一般运动"有什么非同寻常之处，那就是它在变大。这个"大"指的是宇宙在膨胀，时间在消逝，空间在远扩，一切宇宙内容都离我们迅速远去；然而这个"远去"，却又意味着它们将会重新返回最原始状态：由"有"变为"无"。《老子》的另一段话"天下万物生于有，有生于无"解释了这一过程，而霍金的《时间简史——从大爆炸到大挤压》无形之中也给予了佐证。

有了最后这段话，《老子》所阐述的"宇宙本源论"就完全清晰了：天地宇宙的本源就是"一般运动"，而这一般运动目前可观察的特征就是"宇宙膨胀"，1929 年美国天文学家哈勃根据天文望远镜观察所有星系的"红移"现象证实了它。

前面说过，所谓"科学的方法"就是"逻辑实证"的方法。如今我们已经看到，《老子》的宇宙本源论既有逻辑，又有实证。这理论难道不科学吗？可以说，这是目前为止唯一得到科学实证并且没有逻辑断点的哲学，我们每个中国人都应引以为豪。

题外话：西方世界发现宇宙膨胀不过百年，可是古中国的老子（李耳，字伯阳，前571—前471）在两千五百年前就发现了，他是怎么知道的？这也许是个千古之谜。

唯心论者肯定会说："老子也是上帝。"历史上，后世的宗教便

信奉他为"太上老君"（上帝之父）。

然而，没有什么"上帝"会直言坦承"我不知"。有吗？所以本文认为这之中不存在超自然力，联系《老子》全篇上下文，应该是采用了一种"见微知著"和"举一反三"的认识方法。

"举一反三"是古中国玄学常用的方法论，可见于《老子》原文：

"道生一，一生二，二生三，三生万物。"

意思是说，自然界有着"万物归一"的一般运动原理，种种特殊变化都是由此派生而来的。因而掌握了基本的"一"，就可以推导出派生的"三"。

而《老子》原文同时又有：

"人法地，地法天，天法道，道法自然。"

意思是说，生命的基本运动方式派生于天地的能量运动方式，天地的能量运动方式派生于宇宙一般运动方式，宇宙一般运动方式产生于自然。从而，知道了终端派生的生命基本运动方式，也可以反推宇宙开始的一般运动方式。

就此《老子》发现："合抱之木，生于毫末；九层之台，起于垒土；千里之行，始于足下。"可见，一切生命的基本活动方式都是不断膨胀变大。而生命方式又是效法于宇宙能量运动基本方式的……

于是结论便为："道大，天大，地大，人亦大。"可以预见宇宙本身也在膨胀！

这就是"见微知著"。

应当指出，如果不从"以动为本"的角度分析一切，只坚持西方惯性思维是无法进行这样推理的。对此且看下节分解。

[小结]

本节通过逐字逐句地分析，指出古中医及古中国玄学的宇宙本源论属于唯动宇宙观。这是唯一能够进行科学论证的哲学。该哲学认为宇宙具有"一般"（道）和"特殊"（名）的两种存在方式：一般存在方式是"绝对运动"，其可观察特征是膨胀（"大"）；特殊存在方式是对立统一的稳态运动，其可观察特征是"物质"（"万物负阴而抱阳，冲气以为和"）。一般与特殊的存在方式可以互相转化，并且在一定程度上具有统一信息：可以从一般推论到特殊（"举一反三"），也可以从特殊推论到一般（"返本归元"）。

重要的是，本节从数理逻辑上提出了"空间/时间＝运动"的观点，即"时空公式"。根据这个公式，结合"四方上下曰宇，往古来今曰宙"的定义，就能从数学上得出"宇宙的本质是运动"的结论。可以说，这是唯动宇宙观最核心的立论根据。

[注释]

①《易经》即《周易》，著作者不详。该书的核心思想是"易"（变化），认为宇宙万物皆由运动变化而来，亦随运动变化而去，"休咎晦明生乎动，动而不已，则变作矣。"它把宇宙一切变化高度抽象为三种空间矢量（三爻，即三维方向），认为通过三爻正反的组合（卦象）可以涵盖一切宇宙变化以及一切人类行为，构成八个数学模型（八卦）。同时，它将人的行为卦象作为第一个系统（主体系统，即"上卦"），将人类以外的环境变化卦象作为第二个系统（客体系统，即"底卦"），通过这两个系统各八个数学模型的互相排列组合，进一步拼成六十四种主客关系（六十四卦），用以指导并预测人类行为的成败。从宏观的拓扑学来看，这是一种古中国特有的"矢量矩阵"与"系统论"学说。

②《老子》即《道德经》，著作者李耳，字伯阳（前571—前471），是古中国玄学（道家思想）最著名的代表人物，也是中国道教教义的创始人。该书的核心思想是"道"（一般规律）与"德"（抽象能量），它通过对于"道""德"的举一反三而阐明了一种宇宙变化及能量聚散的一般规律，进而指出只有顺应这种规律，才能实现人与社会及自然界的和谐发展。这一规律也是此后诸多中华文化的理论根基。

第三节 运动的抽象与唯动逻辑

承上所述，如果坚持西方机械唯物论的惯性思维会怎样看待这一推理呢？

"生命的物质成分是蛋白质；天地的物质成分是原子；宇宙的物质成分是真空。这三者没有可比性，不能推理。"

但事实上这样的推理不仅东方有，西方自古也有，于是通常把它特殊地归于"类比推理"，并认为类比推理的"类"由于互相之间没有"科学联系"，所以只能得出"或然结论"。

这些早已成为西方《逻辑学》的死规定，尽管有些"类比推理"事实上具有公认的必然性。

比如中国《孙子兵法》[①]有一句名言："夫兵形象水：水之形避高而趋下；兵之形避实而击虚。"这几乎是世界公认的军事准则。

然而依照西方惯性思维来看则无疑也是"不科学的"：水的成分是 H_2O，兵的成分是蛋白质，这两个"类"没有内在联系，因此结论毫无必然性，是"荒谬的"。

真是这样吗？不。只是"西方惯性思维"在作怪，它从"机械唯物论"观点出发，认为逻辑对象只能是物质，不能是运动。

那么，曾在爱因斯坦口中作为"科学两大要素"之一的形式逻辑，真有"逻辑对象不能是运动"的规定吗？没有。

如果我们把上述"类比推理"的逻辑对象由"物质"换为"运动"会怎样？

§ 玄学"类比推理"与西式"三段论"的转换关系

"水流"其实是一种能量的泄放，而"兵形"也是一种能量的泄放。从系统论看，二者都是"能量运动"系统，完全具有"科学的"内在联系。

所以，我们完全可以把上述类比形式转化为完整的"科学的"

三段论形式：

一切系统能量释放的宏观形式都是把矢量指向环境阻力的薄弱之处。

"水流"是一种能量释放的宏观形式，所以，"水之形避高而趋下"；

"兵形"也是一种能量释放的宏观形式，所以，"兵之形避实而击虚"。

这就对了吧？

此外，从上述推理还能看到一个深在含义："兵"是有生命的，"兵形"是一种生命群体活动的高级形式；"水"是无生命的，水流是自然能量运动的一般形式。可见，生命活动的高级形式效法于自然能量运动的一般形式——"人法地，地法天，天法道，道法自然。"这也就是说，生命运动、非生命能量运动以及宇宙一般运动是具有可比性的，是有着共同的"能量运动宏观形式"作为大前提的。

诸如此类，可知古中医和古中国玄学典籍里许多所谓的"类比推理"其实都是一种省略了大前提的三段论推理，也是可以表达必然性结论的。

但为什么省略了大前提呢？可能因为《老子》早已高度概括了能量释放的一般规律："天之道，损有余而补不足。"这在古中国是不言而喻的，哪怕贩夫走卒人人皆知，即便有人"杀富济贫"也自称"替天行道"……只是我们现代人过于"西化"从而缺乏了解罢了。

这原本是普通逻辑，只不过在"以动为本"宇宙观影响下，逻辑对象不是物质而是行为（能量运动方式）而已。但这一改变却不为目前西方理念所接受，从而本书只能作为古中国式的"唯动逻辑"。

从根源上看，为什么西方理念不能接受，甚至认为"中国没有逻辑"呢？因为大凡逻辑推理都是抽象化的，而基于西方机械唯物论立场，物质是本源，其概念就可以抽象；运动只是附属于物质，其概念就不可以抽象——**只有具体的运动，没有抽象的运动**。尽管西方科学家也在研究"宇宙膨胀"，也在研究"自然热对流"，也在研究"流体力学"，却不承认这之中有一个"**一般的、可以抽象的能量运动形式**"。

殊为可笑？不，实为可悲。

正如一代哲学大师费尔巴哈所说："**东方人看到了统一，却忽略了差异；西方人看到了差异，却忘记了统一**"（《黑格尔哲学批判》）[②]。

忽略差异，固然是东方逻辑乃至古东方科学的不足之处，这使得中医千年实践至今仍缺少具体的量化指标。然而在寻求统一的时候，这种对于一部分差异的忽略又是必需的。比如爱因斯坦口中的"形式逻辑"来源于欧几里得"几何学"，而几何学在论证比较两个"相似三角形"的时候，就忽略了它们的具体大小以及制作的材质。

而忘记统一，则会导致主观武断地否认抽象运动可以作为逻辑对象，甚至直接否认"运动"具有抽象概念。这纯粹是一种"以立场代替逻辑"的逻辑错误。

殊不知，欧氏几何学中的"三角形"除了可以表示物质之外，也可以表示**运动矢量**，比如物理学计算两个力量形成合力的"平行四边形（两个三角形）法则"，便是运用了平面几何推理。这难道不叫"抽象运动"吗？

事实上，古中国和古中医典籍中比较规范化的"类比推理"或曰"唯动逻辑"范例，都是把**逻辑对象的名称**看作"运动方式"而非"物质"的。

比如：

§ 火、水、金、木的运动概念

中医的逻辑自古以来就认为，"火为阳，水为阴，木为阳，金为阴"，《尚书·洪范》中箕子对此概念的解释是："水曰润下，火曰炎上，木曰曲直，金曰从革。"可见，这种逻辑推理的对象都是运动概念，而非物质概念。

在此推理的大前提不言而喻："阳为'排斥、分离、膨胀'的空间矢量；阴为'吸引、接近、收缩'的空间矢量。"前面已经论证过。

而"唯动逻辑"的论证推理与平面几何的"相似三角形"论证推理其实十分接近，也是论证一个"运动形式"（矢量）的相似。

比如说：

§ 阴阳与四象的派生关系

"火曰炎上"的基础矢量是膨胀，它在"各向同性"的宇宙空间表现为光芒四射的火球，这与"阳"的运动标准相似，所以"火为阳"；

"水曰润下"的基础矢量是收缩，它在"各向同性"的宇宙空间表现为凝聚无光的水滴，这与"阴"的运动标准相似，所以"水为阴"。

至于"木曰曲直"与"金曰从革"，则在各向同性的宇宙空间并不出现，只在地球这样具有单向引力场的环境中才有。

"木曰曲直"的意思，本意是指春天到来之后，原本萎缩倒伏的草木变得挺拔向上，但引申表达着一种逆地球引力而动的向上矢量；

"金曰从革"的意思，"从"指顺从，"革"指改变：原本挺拔的金属丝，可以顺从外力而弯曲倒伏，引申表达了一种顺从地球引力而向下的矢量。

可为什么说它一个属阳，一个属阴呢？

根据物理学原理，我们知道一个在太空环境中的燃烧膨胀的火球，移到地球上必然成为火焰向上的状态，因为**膨胀**会使自身对于环境的比重减轻从而**升浮**，这是一种从"阳"的基本动态中派生出来的继发矢量；同理，一个在太空环境中收缩成球的水滴，移到地球上必然成为流淌向下的状态，因为**收缩**会使自身对于环境的比重增加从而**沉降**，这是一种从"阴"的基本动态中派生出来的继发矢量。

从而，"木曰曲直"虽与"阳"的基本矢量不同，却与"阳"的派生矢量相似，也可为阳；同理，"金曰从革"虽与"阴"的基本矢量不同，却与阴的派生矢量相似，也可为阴。

这样的"兼收并蓄"，是不是有些太含糊了呢？不，我国古人还是一丝不苟的。

§ 阴阳的"太""少"概念

为了区别本源的阴阳标准和派生的阴阳标准，古人把**本源标准**的阴阳矢量称为**太阴、太阳**；把**派生标准**的阴阳矢量称为**少阴、少阳**。从而，"火"为太阳，"水"为太阴，"木"为少阳，"金"为少阴，《易经》把这种阴阳矢量由原生向派生的衍化发展过程称为**"两仪生四象"**，既表达了矢量状态的继承关系，又表达了矢量状态的各自区别。

说到这里，不知各位读者是否对玄学的阴阳学说有了理解，是否对"唯动逻辑"有了兴趣？

那么，各位认为中医的阴阳学说及其"唯动逻辑"有"科学性"吗？

或许有朋友会说，似乎"科学性"还不够：欧氏几何学在证明了"三角形相似"之后，会跟随一系列公式定理，玄学有吗？此外，"唯动推理"的大前提——阴阳本源标准，只是根据恩格斯的"一句话"，那只是哲学，好像还不算"自然科学"？

好吧，下面我们就从真正的自然科学中，像发掘"时空公式"那样，把关于太极阴阳五行八卦的公式定理一个一个"挖出来"！请看下章。

［小结］

本节指出基于"唯动宇宙观"而必然出现的一种逻辑方式衍变——视逻辑对象为"运动"而非"物质"。而当我们将逻辑对象由物质概念转为运动概念时，推理性质也会发生相应变化。比如过去我们对古典医籍的一些论说方式视为"类比推理"，只能得出或然结论；但转换思路之后就成为"省略大前提的双组演绎推理"，可以得出必然结论。这是一种研究古中国文化必须注意的逻辑方式。

［注释］

①《孙子兵法》，著作者孙武，字长卿（前545—前470）。该书是中国现存最早的兵书，也是世界上最早的军事著作，长期以来被誉为"兵学圣典"。一般人或许仅知它是古中国军事经验的总结，却不知这些经验其实是通过一种古中国的道家思想为纲而加以归纳的。它每以自然界能量转换的抽象规律来说明人类群体军事争斗的基本模式，可以说，这是一部集自然规律与人类行为规律为一体的成功典范。

②路德维希·安德列斯·费尔巴哈，德国著名的唯物主义哲学家。曾是哲学大师黑格尔的优秀学生，却在批判黑格尔客观唯心主义的基础上，建立了机械唯物主义的哲学体系，从而得到当时不少伟大人物的赞扬。《黑格尔哲学批判》是其代表作，"东方人看到了统一，却忽略了差异；西方人看到了差异，却忘记了统一"更是其充满辩证思想的精辟论断。但是，"费尔巴哈的唯物主义的主要缺点是：对事物、现实、感性，只是从客体的或者直观的形式去理解，而不是把它们当作感性的人的活动、当作实践去理解"（马克思：《费尔巴哈提纲》）。换言之，他没有指出人类行为可以改变事物，自然界运动也可以改变事物。从而，不能进一步认识到"物体只有在运动中才显示出它是什么。因此，自然科学只有在物体的相互关系中、在物体的运动中观察物体，才能认识物体"（恩格斯：《自然辩证法》）。

第二章　让科学从哲学脱颖而出

——玄学的物理学原理

在此首先要说明，不要以为中医基础理论就是一种纯粹的医学理论，其实它更主要是表达着一些长期被人们忽视的物理学原理。不明白这一点时，往往会以为中医"不科学"；一旦明白了这一点，就能体会到中医基础理论其实也是一门严谨的科学，只不过是将物理原理扩展于生物领域罢了。

然而必须注意，东方玄学与现行西方科学在方法论上的根本区别，在于西方科学以观察具体的细微事物为出发点，逐一找寻因果关系，以期最终获得统一的一般规律，这种逻辑方法总体上叫作"归纳"；而东方玄学则是首先肯定一个正确的最一般规律，再从一般逐渐细化到特殊，应用于各个具体事物以期求证，这种逻辑方法总体上叫作"分析"。

归根结底，这两种方法都不违背爱因斯坦关于科学两大要素的定义——逻辑加实证，只不过有着"先实证"还是"先逻辑"的次序差别而已。所以，虽然方向不同，却都是认识自然界的必不可少的方法。

古中国的《老子》便这样评价这两种方法："无名天地之始。有名万物之母。故常无，欲以观其妙。常有，欲以观其徼。此两者同出而异名，同谓之玄，玄之又玄，众妙之门。"（所谓"玄学"的词义便出于此）

译成白话便是："'无名'即天地之始的一般规律；'有名'即万物各异的特殊规律。所以我们既要从'无'处着眼，以探求一般规律；又要从'有'处求证，以把握具体事物。这两方面同样反映自然的本来面目，只是着眼点不同罢了，所以两方面都要不断深入，深入而再深入，才是得窥一切真理的不二法门。"

所以，玄学说到底就是一种"从一般规律着眼，从具体事物求证"的学问。它与科学并不冲突，并且共同构成客观真理的两面，殊途同归。

以往西方人之所以觉得东方玄学与西方科学"不兼容"，其实是因为玄学的一般规律（诸如阴阳、四象、五行、八卦等）有着高度的抽象性，而过去的科学水平还无法论证到如此的高度。

但如今物理学前沿的发展日新月异，已逐渐具备了支持玄学规律的诸多证据。所以，尽管以往的玄学描述都是以"形而上"的方式往下展开的，但今天本文却有条件反其道而行之，采用科学方法自下而上地逐一论证出来，以飨大众。

第一节　事物"一分为二"的本质
——阴阳公式

我们现在来做一个"思想实验"。

首先设定一个双子星系统，由两个质量完全相等的星体互相环绕组成：$m_1 = m_2$，环绕的轨道为圆周，圆心位于两个星体连线的中点（图 2 - 1 左侧）。

而且这个双子星系统处于各向同性的宇宙空间，在视距范围内没有其他星系，而该双子星系的两个星体互相环绕所产生的斥力（离心力）又刚好等于相互之间的万有引力（向心力），所以处于稳定状态。

根据质能转换原理，一切物质结构都是一种"势能"，也称"内能"。现在这个双子星系虽然在动，却由于向心力＝离心力，并没有做功，从而无论其向心方向还是离心方向，都只是一种万有引力层面的"势能"。

那么，如果我们暂时忽略其他三种基本力（强力、弱力、电磁力），只计算这个双子星系基于万有引力层面的"内能"有多大，该怎么计算呢？

引力和斥力交织在一起是难以计算的。于是我们假定两个星体之间的引力忽然消失（或许有朋友会说："万有引力岂会消失?"但爱因斯坦说过，一切引力的实质都是时空弯曲，现在假定时空不弯了，应该是可以的）。

这样一来，两个原本互相环绕的星体就会各自沿切线方向，以切线速度 v 飞出。

它们携带了多少动能呢？

设两个星体的质量分别为 m_1，m_2，并且 $m_1 = m_2$，$m_1 + m_2 = m$，切线速度 v，

则根据牛顿定律，第一个星体的动能是：

$$e_1 = \frac{1}{2}m_1v^2 \,;$$

第二个星体的动能是：

$$e_2 = \frac{1}{2}m_2v^2 \,;$$

由于 $m_1 + m_2 = m$，并且两个星体的切线速度 v 相同，所以这个双子星系统所释放的总动能是：

$$e = e_1 + e_2 = \frac{1}{2}mv^2 \,。$$

那么，这是该双子星系在万有引力层面的全部"内能"么？

或许有朋友说是，有朋友说不是。

我们姑且转换一下思路，把双子星系的向心力和离心力所造成的势能等效为由弹簧所造成的弹性势能（图 2 - 1 右侧所示）。

由于我们事先设定这个双子星系的视距范围内没有其他星系，所以如果这个双子星系上有"人"，根据相对论原理他是察觉不到

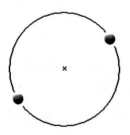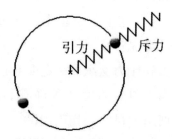

质量对等的双子星　　　　向心引力与离心斥力等效为弹性力

图 2 - 1　双子星的向心引力与离心斥力等效为弹性力

两个星体互相环绕转动的，只会觉得两个星体竟然既未互相接近，又未互相分离，仿佛是被一根无形的弹簧前后拉着，弹力的一端指向星系的重心，另一端指向背后的虚空，而二者弹力相等……

经过这样的等效变换之后，我们就会发现，其实刚才我们的计算，只是弹性势能的一半——指向虚空的那一部分。指向重心的弹性势能呢？竟然没算。

然而也无需计算，因为这两个势能在星体质点上是相等的，只是方向相反。

所以，如果代表排斥一方的势能数值为：

$$e_斥 = \frac{1}{2}mv^2。$$

则代表吸引一方的势能也应同样数值。不过为了加以区别，如果把排斥一方的 v 规定为正（为阳），则吸引一方的 v 可以为负（为阴），于是式子可以写成：

$$e_引 = \frac{1}{2}m\,(-v)^2。$$

以上两式联立，就是"阴阳公式"雏形了。《老子》说："万物负阴而抱阳，冲气以为和。"在"阴阳平衡"的情况下，该双子星系万有引力层面总的内能便是：

$$e_{和} = e_{斥} + e_{引} = \frac{1}{2}mv^2 + \frac{1}{2}m\ (-v)^2 = mv^2。$$

看到 $e_{和} = mv^2$ 这个最终结论，肯定会令人产生一些联想！对，就是爱因斯坦质能公式：

$$E = mc^2。$$

二者之间似乎只差了速度？二者之间究竟有没有联系？

为此，我们不妨重温一下爱因斯坦质能公式的推导过程：

当外力作用在静止质量为 m_0 的自由质点上时（在此我们追加设定"外力"就是引力，"质点"就是双子星体。由于两个双子星体同时受到引力，所以为了避免重复计算，就把两个双子星体合并为一，其质量为 $m_1 + m_2 = m_0$，结果是一样的）：

质点每经历位移 ds，其动能的增量是 $dE_k = Fd \cdot s$；

如果外力与位移同方向，则上式成为

$$dE_k = Fds；$$

设外力作用于质点的时间为 dt，则质点在外力冲量 Fdt 作用下，其动量增量是

$$dp = Fdt；$$

考虑到

$$v = \frac{ds}{dt}，$$

由上两式相除，即得质点的速度表达式为

$$v = \frac{dE_k}{dp}，$$

亦即

$$dE_k = vd\ (mv)\ = v^2 dm + mvdv；$$

又，根据洛伦兹变换，得质量的变换公式为

$$m = \frac{m_0}{\sqrt{1 - v^2 c^2}}，$$

两边平方，得

$$m^2 \ (c^2 - v^2) \ = m_0^2 c^2,$$

对速度 v 求导：得

$$\frac{d \ [m^2 \ (c^2 - v^2)]}{dv} = \frac{dm_0 c^2}{dv}。$$

注意到等式右边为 0，即上式可化为

$$m^2 d \frac{(c^2 - v^2)}{dt} + \frac{dm^2}{dt} \ (c^2 - v^2) \ = 0,$$

$$-2vm^2 + 2m \ (c^2 - v^2) \ \frac{dm}{dt} = 0,$$

$$mvdv = \ (c^2 - v^2) \ dm;$$

将此代入 dE_k 前式，得

$$dE_k = c^2 dm;$$

再将上式积分，即得

$$E_k = \int_{m_0}^{m} c^2 dm = mc^2 - m_0 c^2。$$

上式是相对论中的动能表达式。爱因斯坦在这里引入了经典力学中从未有过的独特见解，他把 $m_0 c^2$ 叫作物体的静止能量，把 mc^2 叫作运动时的能量，我们分别用 E_0 和 E 表示：

$$E_0 = m_0 c^2;$$

$$E = mc^2。$$

这与牛顿力学的动能有什么关系呢？

我们不妨继续分析：

首先注意前面推导过程中的洛伦兹变换——质量变换公式：

$$m = \frac{m_0}{\sqrt{1 - \dfrac{v^2}{c^2}}}。$$

然后利用泰勒展开（展开后第二项为零，此处为第一项和第三项）：

$$\frac{1}{\sqrt{1-(\frac{v}{c})^2}} = 1 + \frac{1}{2}(\frac{v}{c})^2 + \cdots,$$

代入原式，并且两边通乘 c^2 就能得到

$$mc^2 = m_0 c^2 \sqrt{1 - \frac{v^2}{c^2}} = m_0 c^2 + \frac{1}{2} m_0 v^2 + \cdots,$$

移项，并与 E_k 上式对照，便有

$$E_k = mc^2 - m_0 c^2 \approx \frac{1}{2} m_0 v^2。$$

这是一种狭义相对论"在低速情况下的"近似算法，竟与我们前面采用牛顿原理的动能算法吻合！

可见，在低速层面上，物质"内能"中，取排斥方向者和取吸引方向者就是一半对一半。

可是我们也注意到，在此"质能公式"的推导过程中，为了使问题更加清晰，我们追加设定了所谓"外力"就是引力。而结果，如果仅限于低速，则与牛顿算法吻合；但如果包含所有引力产生的最高速度，结论竟是

$$E = mc^2。$$

换言之，那 $\frac{1}{2}$ 的因数没有了！

可是排斥力呢？取排斥方向的那一部分势能包括了吗？

这似乎是一个令人费解的问题：如果没包括，爱因斯坦只是算了 $E_{引}$（内能的引力部分），那么物质的真正内能岂不是还要加上 $E_{斥}$（内能的斥力部分），结果就是 $2mc^2$？而如果已经包括了，那么在此计算过程中，$E_{斥}$ 又是怎么参与进来的？

根据原子能爆炸实验中的质量损失与能量换算，科学界一般认为，质能转换确实是 $E = mc^2$，而非 $2mc^2$。所以本文认为爱因斯坦的计算结果事实上已经包括了物质在吸引和排斥两个方向的势能，并非只是一个方向。

然而这是怎么包含进来的呢？

原则上说，古中国玄学认为，"阴阳互根"并且"互相转化"，它们之间是"生生不息"的，并且"孤阴不生，孤阳不长"。如果在光速那样的极限情况下耗竭了"阴"的能量，"阳"的那一部分也就会跟着过来。

然而笔者如果只是从哲学上这么解释，估计世界大多数读者都不太信服，所以本文还是要从自然科学上找原因！

那么我们就来看看，爱因斯坦公式的推导，与牛顿力学相比究竟有何别具一格的特点。

其实关键在于多了一个**洛伦兹变换**①，这是很多人都知道的。显然问题就出在洛伦兹变换：它除了便于人们观察计算，对于自然界，还有着什么未曾发现的实质意义？

对此，我们不妨做一个思想实验，将这个"洛伦兹变换"深入考察一下。

由于从"唯动论"来看，"时空"比"物质"更具有本源性，所以我们就不考察洛伦兹的"质量变换"过程，只考察洛伦兹的"时间变换"过程：

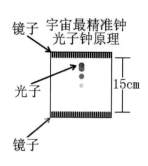

图2-2 光子钟原理阐述

根据爱因斯坦的狭义相对论，这是一种运动物体的"钟慢效应"。

为观察这种效应，首先需要介绍一种光子钟——用"光子钟"来证明"钟慢效应"可以使问题变得简捷明了。

该光子钟有上下两面镜子相距15厘米，中间的一个光子可以在两面镜子中来回反射。每来回一次为一个时间周期：我们已经知道光速是恒定不变的30万千米/秒，那么很容易就计算出，其单位周期所需时间是10亿分之一秒。

现在我们将一个光子钟放到行进着的宇宙飞船上，另一个光子钟放到相对静止的地面观察点（图 2 - 3 所示）。

宇宙飞船上的光子钟

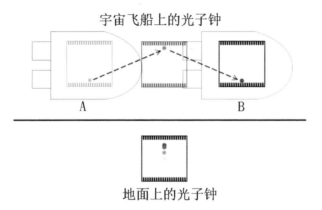

A   B

地面上的光子钟

图 2 - 3   宇宙飞船与地面上的光子钟

很显然，这种情况下，地面观察者所看到的宇宙飞船中的光子飞行路线，比地面上的光子要长。

由于"光速不变"原理，当地面上的光子钟走完一个周期的时候，飞船上的光子虽然也走了同样 30 厘米，却由于光子的实际行程是斜线，从而未能达到一个周期；而当飞船上的光子钟终于达到一个周期时，地面的光子钟已远远超出一个周期了。

现在我们可以把这"动钟变慢"的关系式具体计算一下：

如图 2 - 4，其中的 c 是光速，v 是飞船速，t 是正常时间（地面时间），t' 是飞船上的时间。

当我们加了辅助线之后，各方的矢量关系就形成一个直角三角形，可以用勾股定理来解：

$$(ct')^2 + (vt)^2 = (ct)^2 。$$

进一步地，该式可变换为：

$$c^2 t'^2 + v^2 t^2 = c^2 t^2 ;$$

移项，则有

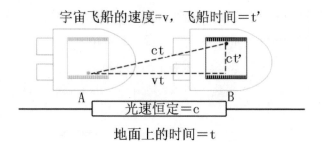

图 2 - 4　"动钟变慢"关系式的计算

$$c^2 t'^2 = c^2 t^2 - v^2 t^2;$$

$$t'^2 = t^2 - \frac{v^2}{c^2}t^2;$$

最后整理，即为

$$t'^2 = \sqrt{1 - \frac{v^2}{c^2}}t。$$

这就是"洛伦兹时间变换式"。式中 $\sqrt{1 - \frac{v^2}{c^2}}$ 便是洛伦兹因子，通常用符号 γ 简略表示。

一般人论证到这里，得到洛伦兹因子也就结束了，但本文必须继续追究这一切的物理原因。显然，从刚才的矢量解析可知，钟慢的真正原因是"光速为宇宙终极速度"所造成的。

如果我们把宇宙飞船的速度加到极限，即光速 c，那么根据公式计算：

$$t' = \sqrt{1 - \frac{c^2}{c^2}}t = 0。$$

无论地面的 t 为何值，飞船上时间 t' 都是为 0，也就是它停止了！这意味着什么？或许不少读者都会充分发挥想象力，什么超级武器"人间大炮"，什么时空穿越……

但若从"唯动宇宙观"角度来看，则所有的想象力都必须基于运动矢量本身。根据前面我们构成的时间变换关系矢量图，一旦时间 t' 为 0，则矢量 ct' 寸步难移，从而矢量 ct 与 vt 也完全重合在一起。

如果矢量 ct' 只是代表一个"光子钟"的摆动，或许无人会感到它的停摆有什么"危害"。为使问题展现得更加明白，现在我们不用光子钟了，用物质粒子本身的自旋代替它，重做这个实验。或许有人会问，"粒子自旋"目前并没有搞清楚它是怎么旋的，它准吗？然而这次实验不需要它准，只需要知道在极限情况下，它也"停摆"就行！

那么现在重新给飞船加速，直到光速 c……根据洛伦兹变换，一切时钟都会停止，当然也包括粒子自旋（如果不包括，那就是悖论了）。

这后果就严重了。我们知道，在宇宙中绝大部分"排斥力"是通过"绕心旋转"方式来对抗"吸引力"（向心力）的，不能旋转就意味着物质内部所有的排斥力消失！

也许有朋友会说："不是所有吧？电磁排斥力就不在其内。"那么我们就再来进一步推导前面的矢量图：当时间 t' 为 0，矢量 ct' 寸步难移之时，矢量 ct 会与 vt 完全重合在一起。这意味着什么？意味着物体内部一切侧向的矢量都被光速前进的主矢量"吞并"，在这种极限速度面前，"矢量的合力法则"将不允许一切偏离方向的其他实质性动量发生。所以，当此之时，物质内部一切的排斥力和吸引力（也包括电磁力）全都不能做功，这就等效于全部斥力势能与引力势能一起消失。由于能量是守恒的，这"消失"意味着势能全部转化为光速动能。

即 $E = mc^2$，它转化了物质内部吸引、排斥两方面的一切势能。势能没了，质量也就没了，所以才叫"质能转换"。

而这才是"洛伦兹变换"真实的物理学意义：物体高速运动时，内部其他方向的矢量将会受限，其受限的比率就是"洛伦兹因子"。形象地说，洛伦兹因子就好比是"一代神偷"，当任何物体向一个方向移动时，其他方向的矢量（包括势能）也会被一点一滴地"顺手带走"。移动速度越接近极限，被带走得越多，直至"倾家荡产"。所以，好在我们前面计算中的宇宙飞船，只是处于"思想实验"，如果真正飞到光速，恐怕已是"灰飞烟灭"了……

行文至此，不禁感叹牛顿本为一代科学巨匠，只是未防如此"神偷"妙手，才被爱因斯坦相对论盖了过去。在牛顿力学中，物质系统的内力不影响它作为质点的运动，反之亦然；在爱因斯坦狭义相对论中，**则质点的运动必定影响系统的内部势能以及内力**，其影响程度就是洛伦兹因子。从而，一旦知道了这个根本原因，并把它单独归类，笔者发现牛顿理论与爱氏理论在许多方面还是可以结合到一起的。

因此，在我们前述的牛顿理论中，物质（在万有引力层面）内能为

$$e_{和} = mv^2 ,$$

其中

$$e_{斥} = \frac{1}{2}mv^2 ,$$

$$e_{引} = \frac{1}{2}m\ (-v)^2 ;$$

而在爱因斯坦理论中，物质（在一切层面）内能为

$$E = mc^2 ,$$

如果将洛伦兹变换的影响"归位"，则其中同样有着

$$E_{斥} = \frac{1}{2}mc^2 ;$$

$$E_{引} = \frac{1}{2}m\ (-c)^2 ;$$

$$E_{斥} + E_{引} = E 。$$

这就是"一切事物都可一分为二"的原理，"阴阳公式"的终

极形式。

[小结]

"一分为二"，通常人往往以为只是一种思想方法，却不知是一个宇宙能量最基本的转化规律。或者说，正因为"一分为二的思想方法"符合宇宙间最基本的能量规律，所以它才是正确的。

一切能量都是有方向的。而在三维宇宙中，最原始和最基本的方向就是向心（收缩）与离心（膨胀），古中国把这两种最基本的运动方向称之为"阴阳"。本小节通过对牛顿动能公式与爱因斯坦物能转换公式的解析与对比，证明了这两种方向的客观存在，以及它对物质－能量变换的全局概括性，即证明了"阴阳"概念的物理学意义。

本小节首次提出了"阴阳公式"——关于"阴阳"能量如何区分及物理计算的公式。

[注释]

①洛伦兹变换（Lorentz transformation）是狭义相对论中两个做相对匀速运动的惯性参考系（S 和 S′）之间的坐标变换，是观测者在不同惯性参考系之间对物理量进行测量时所进行的转换，它有别于牛顿力学中所使用的两个相对做等速直线运动的参考系中的简单时空变换（伽利略变换）。本文认为其区别要点就是："在牛顿力学中，物质系统的内力不影响它作为质点的运动，反之亦然；在爱因斯坦狭义相对论中，质点的运动必定影响系统内力以及内部势能，其影响程度即洛伦兹因子。"

详情亦请参阅物理学专业书籍。

第二节　相对之中有绝对

——太极原理

上一节我们通过质能变换原理，确证了向心（收缩）运动是玄学的"阴"，离心（膨胀）运动是玄学的"阳"。并且从源头上看，这两个方向基本上概括了宇宙的一切运动，也就奠定了玄学阴阳可以"包罗万象"的基础。

但是实际上仍有一个问题：在错综复杂的宇宙运动中，凭什么认为某个局部运动的方向是向心，或是离心？若是有人站在这里认为是向心，另有人站在那里认为是离心，岂非莫衷一是？这就必须要有一个明确的参考标准。

或许有人会说："向心或离心的参考标准不是很明显么？那就是'中心'啊！"

不错。自然体系膨胀与收缩的中心，在玄学称为"**太极**"。玄学专著《易经》开篇即有"太极生两仪"的警句，便是指出阴、阳方向是由太极确立的：凡是朝向太极的空间矢量，为阴；凡是背离太极的空间矢量，为阳。"太极"就是判定一切运动方向的明确标准。

但是，目前的科学界由于普遍认为宇宙并没有"中心"，"一切都是相对的"，于是，在判定运动方向的参考系上也就没有"明确标准"，参考系是任意的，有时候甚至弄不清"动与不动"的差别。在这方面，远远不及古中国玄学之深刻。

由于本章的立意是自下而上地证明玄学原理，所以在此仍旧从科学角度切入，详细论证，以期水落石出。

一、相对与绝对的佯谬与反思

在上一节推导洛伦兹因子的"宇宙飞船钟慢实验"里，估计知晓一些"相对性原理"的朋友会产生一个想法：听说"所有观察者都有同等意义"，而这个实验的观察者是从地面上看的；如果观察者从宇宙飞船上看，是不是可以认为飞船没动，只是地球在以光速倒退，从而"时间变慢"或"时间停止"的应是地球？

这是一个类似"双生子佯谬"的问题。目前科学界解决这一困惑的标准是"看谁产生加速度没有",似乎也是"唯一标准"。所以本文在描述"飞船钟慢"的思想实验中,非常注意地写了"给飞船加速"的话。

　　然而这是否从根本上解决问题了呢?没有。且看,如果我们把"地面观察者"搬到飞机上去,并让飞机以时速 465.2 米/秒沿赤道向西飞行,则刚好抵消了地球自转,按理说应该更为"静止"了吧?

　　然而由于这架飞机也是经过加速的,于是佯谬的问题就重新回来了:到底谁在以光速行进?或许有朋友会说:"那看谁的速度快。"然而飞船上的观察者一定会说:"我们双方的观测具有同等意义,凭什么认为我快你慢?"

　　或许又有人说:"这只是'我看你慢,你看我慢'罢了,其实大家的时间都没快也没慢。比如赤道和北极各置一钟,以赤道为参考系北极的钟变慢,以北极为参考系赤道的钟变慢。这已写进教科书了(郭硕鸿《电动力学》第六章)。"

　　难道这只是一种相对性感觉,其实谁都没有改变吗?但 1971 年 10 月,哈费尔(J. C. Hafele,当时在圣路易的华盛顿大学)和吉丁(Richanl keuting,美国海军天文台)用铯原子钟在商务飞机上飞行了 40 小时,考虑了大量与引力效应有关的特征后,以狭义相对论结果证明运动的原子钟经历的时间比地球上静止的同样的钟少千亿分之几秒。这就是哈费尔和古丁的发现:运动的钟的时间真的慢了(美 H. 格林:《宇宙的琴弦》)。

　　这充分说明,"钟慢与否"不仅仅是相对的概念,它有着绝对因素,也体现着"绝对运动"的痕迹。而这正是牛顿理论与爱因斯坦理论的另一分歧点。

　　牛顿建立力学体系时虽然也讲了相对性思想,但同时又定义了绝对空间、绝对时间和绝对运动。而爱因斯坦则完全强调了相对性原理,在他看来,根本不存在绝对静止的空间和绝对同一的时间,所有时间和空间都是和具体运动的物体联系在一起的。对于任何一个参照系和坐标系，都只有属于这个参照系和坐标系的空间和时间。

牛顿为了说明其"绝对时空"和"绝对运动"，有一个著名的"水桶实验"。

牛顿是这样叙述的："如果用长绳吊一水桶，让它旋转至绳扭紧，然后将水注入，水与桶都暂处于静止之中。再以另一力突然使桶沿反方向旋转，当绳子完全放松时，桶的运动还会维持一段时间。水的表面起初是平的，和桶开始旋转时一样。但是后来，当桶逐渐把运动传递给水，使水也开始旋转。于是可以看到水渐渐地脱离其中心而沿桶壁上升形成凹状。运动越快，水升得越高。直到最后，水与桶的转速一致，水面即呈相对静止。"

水桶实验示意图：

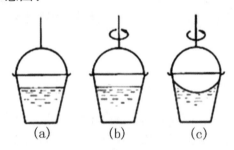

(a)　　　　　(b)　　　　　(c)

图 2 - 5　牛顿桶实验

（a）桶吊在一根长绳上，将桶旋转多次而使绳拧紧，然后盛水并使桶与水静止，此时水是平面的。

（b）接着松开，因长绳的扭力使桶旋转，起初，桶在旋转而桶内的水并没有跟着一起旋转，水还是平面的。

（c）转过一段时间，因桶的摩擦力带动水一起旋转，水就形成了凹面。直到水与桶的转速一致。这时，水和桶之间是相对静止的。相对于桶，水是不转动的。但水面却仍然呈凹状，中心低，桶边高。于是，在实验中的水桶本身只是起到一个"相对空间"的作用，现在无论水桶动还是不动，我们只根据液面是否下凹，就能知道桶里的水是否在"绝对转动"，而它的动则对应于"绝对空间"。

牛顿在此还有一个进一步说明：

由于桶本身只是相对空间，所以桶的有无并不影响实验结果。

如果没有桶底、仍有引力，不论是否旋转，水肯定会沿着引力方向流走。

如果没有桶底，也没有引力，但仍有桶壁（无限长），且旋转速度足够快，那么水粒子会向上下两个方向挤压，最终会全部附在桶壁内面，桶的中间没有水。

而当没有桶壁，也没有引力时，若旋转速度足够快，水团所需的向心力大于水自身的引力时，那么水滴会朝外飞出去，永远不会回来（无限三维空间）；若旋转速度较慢，维持水团做匀速圆周运动所需的向心力小于水自身的引力时，那么水团会因旋转形成一个椭球体（扁球状）。

综上所述，宇宙存在"绝对运动"的本质是：根据圆周运动的特性，真空中的水球，如果是椭球体，那么就能推出水球在转动；如果是正圆球体，那么就可推论水球没有转动。

可运动通常是相对的，如今茫茫太空（真空）中一个变扁的水球，是在相对于什么参照物转动？牛顿认为是相对于"绝对的空间"。

100 年后，这一实验的结论受到奥地利物理学家恩斯特·马赫（Ernst Mach，1838—1916）的批判。

马赫认为：没有绝对的空间，水球中心即为宇宙中心，宇宙中各星体（宇宙四面八方的所有质量）提供的作用力，正好使水球成椭球体形状。水球转动的参照物，是宇宙中除水球外的所有物质。

如果水球不动，而是宇宙间除水球外的所有物质（各类天体）以水球为中心转动起来。那么按照马赫的观点，水球是相对于星辰们在受力而动，就会变扁；同时马赫认为，若按照牛顿的观点，水球是相对于没有引力的"绝对空间"，就不会转，仍然是静止的。这可能吗？

马赫的理论貌似有理，所以很快也成为爱因斯坦的理论依据。

但马赫的理论其实有着诡辩的成分。

第一，牛顿给"水球"设定的空间是"茫茫太空，没有参照系"；马赫给水球设定的空间是"以水球为中心的所有宇宙物质"。这在逻辑上叫"偷换概念"。

第二，马赫自称"没有绝对空间"，却"以水球为中心"，把"一切宇宙物质"与水球全都设计在一个空间之中，"通过宇宙全体的运动"而使水球旋转，这等于承认全宇宙只有一个时空，难道不叫"绝对时空"吗？从逻辑上说，当全宇宙都围着一个中心转，则该中心必定存在一个向心力平衡点，即唯一"不动"的时空点。

所以，马赫对"水桶实验"的批判其实是个悖论。

那么，爱因斯坦的"相对性原理"来自于马赫，显然在这方面就会有些瑕疵。

比如现在我们回到前面的"宇宙飞船与飞机佯谬"之中就可发现，如果没有一个较为绝对的、公共的、客观的参考系，单凭"相对性原理"问题就是无解的。

而哈费尔和古丁在飞机上的铯原子钟的真实"动慢"结果，也说明地球上其实存在着某种潜在的客观参考系。

可见，在这方面牛顿的想法是比较接近事实的，宇宙中既有相对时空，也有绝对时空。换言之既有相对参考系，也有绝对参考系。

然而二者之间是什么关系呢？其相对与绝对又能到什么程度呢？

牛顿并没有说得很清楚，反而是我们古中国的玄学理论将之系统地阐述了出来。

这就是"**相对之中的绝对**"——太极。

要证明地球上有"相对之中的绝对"并不困难，我们还用那个"水桶实验"，只是这次我们设置两个水桶，也可以叫作"双水桶佯谬"。两个同样的桶装同样多的水，并在两个水桶之间画一连线，连线中点位置（两水桶共同的重心）设下一个公共参考点 K。

在古中国玄学看来，这个公共参考点 K 现在已初步具备了"太极"的性质——太极分两仪（太极意义很广，这里仅涉及数学性质）。

那么就像先前的实验一样，可以让两水桶旋转起来了，只是要求它们一个左旋，一个右旋。当它全都旋转了一会儿之后，从公共参考点可以看到，两个桶的水面都出现了"凹面"。

这就成了！

由于有了两个水桶和一个公共参考点，我们发现，不能再用"桶其实没转，只是环境在转"来混淆视听了：如果是那样，则水桶 A 必然要求环境左旋，而水桶 B 必然要求环境右旋，作为环境不可能同时既左旋又右旋；并且，如果环境左旋，则水桶 B 的水受到反力就会停转，如果环境右旋，则水桶 A 的水受到反力就会停转，不可能两个水桶的水都转；还有，假如环境有能力分为两边分别对水桶 A、B 旋转，则公共参考点 K 就会被环境推离两桶连线中点，反之，如果公共参考点始终在两桶连线中点（两桶重心），则说明环境对于水桶没动，动的是两个水桶的水。

那么，能够判定"环境未动，水桶的水在动"的"绝对空间"或"绝对参考系"究竟是谁？不用到宇宙太空去找，初步地说，就是两桶的共同重心，本实验既设的那个公共参考系——相对中的绝对。

现在大家对于太极——相对中的绝对，是否有些概念了呢？重心！不错，太极在很多情况下都与重心联系在一起。

进一步地说，如果在实验中我们把需要考察的运动系统（两桶水）和它的环境（地球）找出一个共同的重心（地心）来作为太极——公共参考系，则可以看得更清楚。比如说我们就能看到，其实环境并非不动，只是它在环绕着地心转动；两桶水则一边在跟随着地球表面"公转"，一边进行着各自的"自转"。而如果我们把公共参考系设到整个太阳系的重心，即以太阳为"太极"（严格地说，这是近似设定），则可看得更全面，可发现地球其实不仅自转，也在绕日公转……只是对于水桶运动与地球环境关系这一命题来说，是否需要设得那么远？

从而，一切参考系都有同等意义吗？否。中国有句古诗说得好："横看成岭侧成峰，远近高低各不同，不识庐山真面目，只缘身在此山中。"我们设参考系的目的是为了发现真相，但有些参考系能够发现真相，另一些参考系却掩盖真相。比如说以两水桶重心为参考系就只能判断水桶运动，看不到地表也在运动。而这就是之所以当年哥白尼、伽利略、布鲁诺拼着性命也要倡导"日心说"的原因。他们所争的，就是一个更有参考价值的"太极"：一个"公共参考系"或曰"自然参考系"。

但如今，"相对性原理"被无限化之后，物理学界似乎再也不承认"公共参考系"了，这才造成了人们对于"爱因斯坦相对论"的普遍困惑。

其实，在日常生活中"公共参考系"始终存在，并不因为物理学理论的否定而消失，也不因为人们的困惑而不起作用。比如你在哪个公司上班，就要依照哪个公司的上班时间；你在哪个城市开车，就要遵从哪个城市的道路信号标志。这是铁一般的事实。

唯动宇宙观认为，一切物质都是稳态运动，所以，对于我们所处的环境而言，一切相对时空也都是基于某个稳态体系的，比如公司、国家、地球、太阳系、银河系等。而每个稳态体系，都有它的能量中心和质量中心，这便是相对中的绝对——太极。原则上说，稳态体系中的绝大部分运动都直接或间接地受着太极的影响和控制。比如太阳系的绝大部分运动便受到太阳的影响控制。那些没被控制的部分，一般是由于它有着自己的能量释放，比如宇宙飞船，但这并不能否定它也是稳态体系的一员，也受太阳引力影响这一事实。按广义相对论的原理也就是说，仍在太阳系的"弯曲时空"内。

所以，要从根本上判断一个物质动或不动，必须看它是从哪里来的，属于哪个稳态体系。也就是说，不是根据"自由参考系"，而是要根据公共参考系，即该体系的能量中心（质量中心）——太极。

比如我们所处的大地每天接受大量阳光，同时光速又是绝对的，于是我们并不知道光子是本来就有这个速度，还是有一个从静止开始的加速度。那么假如阳光的每个光子上都有一位观察者，是否要认为地球正以光速向太阳飞去？任何人都不会这么想，因为如果那样的话，只需 8 分 20 秒就撞上了，而地球接受太阳光照，已经长达 50 亿年。其实大家还有一个潜意识："阳光本来就是从太阳射向地球的。"而这正是运用了公共参考系和"绝对参考系"的结果：把光线看作"绝对运动"。

或许有朋友会问："对光运动的判断固然不差，但所有运动这样判断，会否产生人为因素，导致判断失实？"有这种想法或许是因为至今为止大多数参考系都是人为制定的，但"太极"的认定，从前面的过程就可知道，实际上是一种"自然参考系"。而我们知道宇宙中"谁动谁静"通常都不是无缘无故发生的，假如是由一切宇宙物质相互作用造成，那么根据动量定律：

$$m_1 v_1 = m_2 v_2,$$

也就是说质量越大，就越处于"相对静止"状态，这也是玄学中"阴静阳躁"的原理。所以，用所属系统的"质量中心"进行判断，是一种最少失误的方法。况且，对于这种判断的正确与否还是可以进行验证的，如果在本级稳态体系判断不准，可以提升到上一级稳态体系判断：以地球判断不准，就用太阳判断；以太阳判断不准，就用银河系判断……

可见，"太极"就是解决关于"相对性原理"一切佯谬和一切困惑的钥匙。

而历史上，玄学太极理论的主要功绩是对中医学的贡献。比如在中医"经络穴位"的认定上，所采用的空间度量是极其"相对性"的标准，即"指量同身寸"——根据人的高矮肥瘦而等比伸缩的尺寸。用这样的相对性尺寸，就必须同时把人身的一些显著标志当作绝对坐标，才能最准确地找到各种体形患者的正确穴位。例如，肚脐就是人身的一个显著标志，是出生前脐带的位置，是胚胎所需一切物质的源泉，也是人身一处具有太极性质的标志。中医规定从肚脐往下到横骨为5寸，有了这个"5寸"，尽管每个人高矮壮瘦不同，都能换算出该人身上的一切尺寸，找出穴位的具体位置。相对与绝对的结合运用莫过于是。

[小结]

自从爱因斯坦提出"相对论"以来，关于时空及"参考系"究竟是相对的还是绝对的，就困扰了西方科学界百余年。却不知古中国的"太极"概念正是为解决这一问题而设定的：在宇宙中，相对之中有绝对，绝对之中有相对。本文通过牛顿"动量定律"而论证了这一客观现象：假如宇宙各方的动与静是所有物质互相作用的结果，那么相对的，质量小的总会处于速度快的一方，质量大的总会处于速度慢的一方，即"阴静阳躁"的原理。于是，当我们在一个稳态运动的范围空间中找出其"重心"时，便可认为该中心是相对中的绝对——太极，以太极为参考系可以使该空间关于运动的观察简单明了、不易出错。这就好比以"日心说"观测太阳系运动，就比"地心说"更确切。从而，在我们肯定爱因斯坦功绩的同时，古中国"太极"所表达的"公共参考系"或"自然参考系"也是极有科学价值的，必当与"相对论"互为补充。

二、太极的空间定义

确认太极空间位置的方法，基本就是确认重心的方法，而且在其确认过程中也体现着太极的基本数学原理和基本物理性质。

比如我们若要确认的体系是任意三角形，则太极（重心）可以通过"三角形的三条中线相交一点"来获得。三角形中线的几何意义有"中线平分三角形面积"，而这在玄学太极理论中则是"太极分两仪"（应当指出，"太极分两仪"的意义极为深远，平分面积只体现了一种数学性质）。

再深入地看，由几何学可知，三角形的重心还具有如下矢量性质：

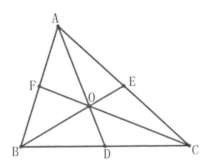

图 2 - 6 三角形重心的矢量性质

矢量 OA + 矢量 OB + 矢量 OC + 矢量 OD + 矢量 OE + 矢量 OF = 零矢量。

而这才是"太极"更为重要的物理性质：也就是说，在古中国语言中太极的"极"，有"极点"的意思，即"运动的终点或起点"；太极的"太"，则有"最初"和"零点"的意思，隐喻"一切运动从零出发"；所以，**所谓"太极"的深刻含义，是指宇宙空间众多矢量的共同指向点，并且是零矢量点**。正因如此，它在整个运动系统才自然具有"相对中的绝对"性质。所以，与其说太极是系统"质量中心",不如说它是系统"能量中心"更为贴切。

于是,三角形的重心矢量公式,至此也可以称为"太极公式"。

然而,宇宙中绝大多数稳态系统是圆的,所以我们再来看看太极在圆形空间的定位过程。

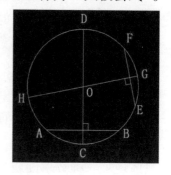

一般说来,如果在各向同性的宇宙,圆的重心也就是圆心。所以太极定位法也就是求圆心的方法。

首先对圆作任意弦线 AB,再作 AB 的中垂线交圆于 CD。此时中垂线 CD 平分圆的面积,即"太极分两仪",所以该线对

图 2-7　太极定位法

于圆来说,也可称为"太极线"。取 CD 中点即为圆心——圆的重心——太极。

如果取任意角度的一条直线掠过圆心,交圆于 HG,都有如下矢量性质:

矢量 OC + 矢量 OD + 矢量 OH + 矢量 OG = 零矢量。

可见圆的重心与三角形的重心都具有同样的矢量性质。并且还多了一项,那就是:**"位于圆系统中的太极,不仅是能量中心和质量中心,还是对称中心。"**

再深入下去,如果这个圆是个球体呢?则只需过平面圆心 O 再作一条立体垂线,令它垂直于已知的圆截面,然后在它交于球面的线段取中值,即可得到球体的球心即重心。

球体的重心依然有着中心为 0 的矢量性质。一般说来,诸如《易经》的"阴阳八卦"和中医的"六经三阳"等诸多玄学分支理论都是以球体坐标作为数学骨架的。

如图 2-8 所示,如果我们在一个球体空间建立一个立体直角坐标系,则过球心点会产生三个互相垂直的轴线,按通常惯例,称为 X 轴、Y 轴、Z 轴。

首先我们要把 X 轴、Y 轴、Z 轴都看成是由球心点出发的矢量，再把 X 轴、Y 轴、Z 轴改成古中国的命名习惯，而这应该都不影响球坐标的数学性质。

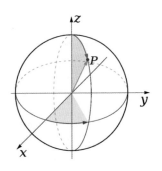

图 2-8　球体坐标

于是现在把 Z 轴大于 0 的线段改称为"太阳"；

把 Z 轴小于 0 的线段改称为"太阴"；

把 Y 轴大于 0 的线段改称为"少阳"；

把 Y 轴小于 0 的线段改称为"少阴"；

把 X 轴大于 0 的线段改称为"厥阳"；

把 X 轴小于 0 的线段改称为"厥阴"。

这就是古中国玄学和中医学所说的"六经"的数学模式。

必须注意，所谓"六经"的数学意义在各向同性的球体空间其实只表现为三条直线：

太阳与太阴共为一条，矢量相反；

少阳与少阴共为一条，矢量相反；

厥阳与厥阴共为一条，矢量相反。

从而我们可以得到球体重心的矢量模式：

太阳＋太阴＋少阳＋少阴＋绝阳＋绝阴＝零矢量。

这可以称为"六经公式"，但其实也是"太极公式"的一种形式。

那么，按照传统的球体坐标的解析形式，球表面的任意一点 P，都可以用直角坐标（x，y，z）表示，现在轴线名称改变后，该怎样表示？

其实也简单。举例来说，如果原先是

$$\begin{cases} z = 4 \\ y = 2 \\ x = 3 \end{cases},$$

则现在可以是

$$\begin{cases} 太阳 - 太阴 = 4 \\ 少阳 - 少阴 = 2 \\ 厥阳 - 厥阴 = 3 \end{cases}。$$

于是，对于球面任意一点 P 的"古中国坐标"表示法便是：（太阳－太阴），（少阳－少阴），（厥阳－厥阴）。

行文至此，不知懂得中医的各位朋友会有什么联想？

其实，中医学的任何"证候"——或者把它限制为属于"六经辨证"的任何证候，在数学模型上都可以看作是球体坐标上的一个点 P。在这个点上，太阳－太阴、少阳－少阴、厥阳－厥阳出现了某些反常！

好吧，举个实例：

首先我们在数学模型里规定所有属"阳"的矢量都有"热"的性质，再规定太阳矢量的方向是"头项"。

那么，太阳矢量受挫会怎么样？

汉张仲景《伤寒论》说："太阳之为病，头项强痛而恶寒。"

如此看来，数学模型与临床症状是否完全吻合?！

同理，数轴上太阴矢量与太阳矢量方向相反，则应指向"腹下"，太阴矢量受挫呢？

汉张仲景《伤寒论》说："太阴之为病，腹满而吐，食不下，自利益甚，时腹自痛。"

如何？

估计不少朋友立即就想"举一反三"，推出所有中医证候的数学模型。且慢！根据笔者观察，生物矢量的数学模型更接近于"双球模型"，所以用"六经"命名的实际体表"经络"都是成双成对的。因此还请耐心看完本书再说。

此外，我们知道在立体直角坐标与球坐标（半径为 R）的关系中，还有一个重要的公式：

$$z^2 + y^2 + x^2 = R^2,$$

那么，在本文所主张的"古中国坐标"该怎样表示呢？那就是 (太阳－太阴)² + (少阳－少阴)² + (厥阳－厥阴)² = R^2。

而这又是一个"六经公式"，并且是很有意义的公式。

从公式可以看出，对于复杂系统来说，"阴阳平衡"未必就是"阴阳相等"，如果球体代表一种"稳态范围"的话，那么"平衡"可以有一个"许可值"，那就是 R。由于任何稳态系统都是处于一定环境之中，只要环境不断变动，R 就不会为零。事实上从中医临床看，所有人在一年四季中，其"阴阳"体征都是有所波动的。

所以《黄帝内经·素问·四气调神大论》也说："夫四时阴阳者，万物之根本也。所以，圣人春夏养阳，秋冬养阴，以从其根，故与万物沉浮于生长之门。"

或许有朋友会问：数学模型的 R 在传统文献中没听说过，究竟对应于玄学和中医学的什么概念？其实古文献中有的，只是大家没注意罢了。《老子》说："万物负阴而抱阳，冲气以为和。"该公式所计算出的 R 值，其实就是自然膨胀（收缩）系统在阴阳六经（六合）方向的矢量平均值，这个平均值亦可视为"阴阳的中和"，即"混元之气"的强度。

很显然，低水平的阴阳平衡与高水平的阴阳平衡，不可同日而语，其中所蕴含的势能是大不一样的。

[小结]

本节主要叙述关于多种形状空间的太极定位法，同时也进一步指出在大多数自然形成的膨胀（收缩）体系中，太极可同时兼有质量中心、矢量平衡中心、能量中心、对称中心等空间特点。这在以后的分析中是极为重要的。

本节在论述中首次提出了太极公式——关于"六合"方向的阴阳矢量折中公式，以及矢量平均值公式。

三、这是角动量守恒吗——太极转化与太极放大

本文阐述"太极"概念是从"参考系作用"入手的，这或许使人误以为"太极仅仅是一种参考系而已"，其实不然。太极作为一种"自然参考系"，之所以与众不同，更主要是因为它本身有着一些独特的物理性质：诸如"质量中心、矢量平衡中心、能量中心、对称中心"等。

本节将从宇宙运动角度进一步分析，并指出运用太极原理能够修正以往人们对于某些物理定律的误解。

上节曾经提到："太极的'极'，是指'运动的终点或起点'；太极的'太'，则有'最初'和'零点'的意思。"所以"所谓太极，是指宇宙空间众多矢量的共同指向点，并且是零矢量点"。

根据这些意思，为了使它的定义表达更加完整，在此还须追加明确一句，那就是："太极不仅是空间众多矢量的指向点，也是空间众多矢量的出发点。从而，**这一时空点的运动方式可以把指向它的空间矢量，转化为背离它的矢量。**"这在古中国玄学概念中也称可为"**化阴为阳**"，如北宋周敦颐所说："太极动而生阳。"（《太极图说》）

而我们中国人从古至今都把"日"这个天体称为"太阳"，也是沿袭了这一层意义。

这一层意义在宇宙空间任何稳态体系最初建立过程之中尤为重要，比如像太阳这样的恒星体系的最初生成：

根据天体物理学的"星云说"，任何恒星系的形成，最初都是一片广漠的原始星云，当它没有表现出明显而有规律的运动时，玄学概念中可称为"无极"；然而这原始星云虽然广大，毕竟是有着万有引力的，于是在引力作用下，它便开始自行收缩，逐渐显示出一个质量中心暨引力中心，以至于所有的星际物质都向它靠拢和压聚……玄学概念便称为"无极而太极"；但这空间收缩矢量并不是

无限进行的，当质量堆集到超过某个临界值的时候，其强大的势能就会转化为极高的热能和动能，使物质微观变构，即引发核反应，使得空间收缩矢量以另一种能量方式膨胀和爆发出去，玄学概念便称为"太极生两仪"，同时即"化阴为阳"（图2-9）。

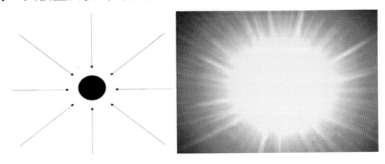

图2-9　太极时空的阴（左）阳（右）

天体物理学从物质角度基本阐明了恒星能量来源的微观原因，但并非没有遗漏。现在我们且从宏观运动角度再全面分析一下"太极生两仪"和"化阴为阳"可能出现的矢量过程。

看来基本上会有三种情况：

第一种，如果太极空间点可以穿透，则空间收缩矢量到达太极点便可径自穿过，以原本的能量向另一边飞去。这种"化阴为阳"最为直接，但事实上极为罕见。

第二种也是最常见的情况，那就是太极空间点不可穿透，所有物质碰撞堆集，最后通过热核反应来"化阴为阳"（如同图2-9那样）。但天体物理学对这种恒星能量的描述，通常是根据恒星的静质量来计算的；至于星际物质在空间由远到近的收缩行程中产生的冲量呢？似乎就忽略不计了……

于是就有了第三种：星云收缩行程的冲量转化为什么了？

旋转！

目前我们所看到的一切天体和星系都是旋转的。但旋转的原因是什么呢？目前学术界一般都归结于"角动量守恒"。这种理论认为在形成星系之前的原始星云就是旋转的，所以后来生成的恒星、行星和卫星才也在旋转。它们的总角动量前后不发生变化。

但是，最近有人发现，用"角动量守恒"难以说明太阳系的演化过程。

一般认为，太阳系的八大行星公转轨道之所以在一个平面上，是因为整个太阳系是由同一个原始星云形成的。原始星云一面旋转，一面自吸引收缩。在收缩过程中，由于"角动量守恒"，自转速度逐渐加快，当星云赤道自转速度大到"自转离心力等于星云对其吸引力时"，便在赤道处留下星云物质，形成星云盘（吸积盘）。星云中心部位形成太阳，而行星、卫星则在星云盘中形成。

但是，问题在于若用"角动量守恒"计算，则原始星云角动量明显不足，单靠以此"守恒"而来的自转惯性离心力无法抗衡中心吸引力，根本无法在星云赤道形成星云盘，除非角动量在此能够放大 160～200 倍（浙江大学，薛善夫，《太阳系起源和演化理论的研究》）。

通常都把"角动量"与"动量"看成互不关联的两码事，不会有人认为这是可能的。

但本文认为，其实根据太极理论，"角动量放大"是可以办到的，星云收缩行程的冲量，完全可以被"太极"时空的物理性质转化为角动量。

从古中国流传下来的《太极图形》就可以看出，太极时空点是能够自发旋转的，而旋转的动因就是"阴阳鱼"——两个相对的矢量互相冲撞所致："黑白二气"在互相冲撞中，它们出现了交错偏转（图 2-10）。

但互相冲撞怎么就造成交错偏转了呢？太极图本身没有表示更多内容，却由古中国文化留传下来的"太极拳原理"说明了这一点："四两拨千斤"（图 2-10）！也就是说，使两个相对的冲量产

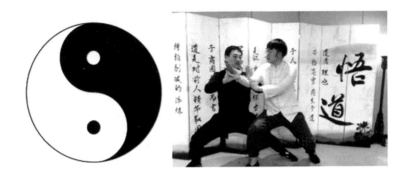

图 2 - 10　太极时空的对冲旋转及"四两拨千斤"原理

生交错偏转只需微弱的侧向不平衡即可，而这个微弱的侧向不平衡力理论上只需具有冲量的万分之四。

一个微弱的不平衡力就可以使太极时空内容产生极大的旋转吗？本文认为可以。因为太极是处在空间众多矢量的指向中心，当所有的冲量一齐来到之时，只需有个别矢量交错偏转成功，就会产生"多米诺骨牌效应"，造成角动量自动"放大"过程（使得原有的"四两拨千斤"变为"千斤拨千斤"），且看下图 2 - 11 所示：

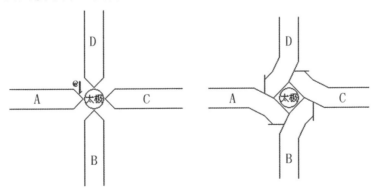

图 2 - 11　太极时空与角动量放大

当四面而来的收缩过程的冲量 A、B、C、D 同时到达太极附近时，如果有与 A 垂直的微扰矢量 e 作用于 A，使它略微偏向于 B；

A便不能直冲太极点，而是撞在B的侧方，使B偏向于C；由于A的冲量远大于微扰矢量e，便起到了"放大"作用，使B的偏向更大，撞击C时也产生更大偏移；同理，C偏之后再撞偏D，D偏之后复又撞击A，结果将继续加大A的偏转……如此循环往复，则产生一个如同"多米诺骨牌"样的角动量"放大"效应，可以直至所有冲量的转化与损耗达成平衡，从而形成远大于"角动量守恒"初值的合力矩。

应当指出，如果原始星云确实也有旋转，则最初的"微扰矢量"可以由其角动量守恒产生；但接踵而来的"多米诺骨牌效应"和"角动量放大"过程则不再与原始的角动量守恒关联，全由星云物质收缩行程的冲量转化而来。这就是原始太阳系依旧能够形成星云盘的原因。

但通过上图来说明"太极的角动量放大原理"还只是一个定性说明，对于星云收缩的流体过程，要具体定量是很困难的。然而我们可以把这一原理等效为一个刚体实验过程：

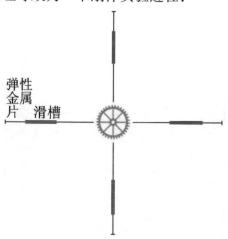

弹性金属片　滑槽

图2-12　用等效的刚体实验说明太极的"角动量放大"原理

如图2-13，在实验场地中心设置一根立轴，轴上附有一个水

平的齿轮 m（假定其作为旋转质点的等效质量为 m）；在四周水平
方向设置四条有一定重量（被推动后可以产生惯性）的长条形的已
被校直的弹性金属片 M，置于一种侧立式的金属滑槽中（前端与齿
轮的齿槽相应，但有一定距离）；然后将中心齿轮视为"太极"，
在四周以相同的速度 V 驱动四条弹性金属片，径直撞向齿轮中心，
但在即将撞及齿轮时各力停止，只靠金属片惯性继续前进；撞击
前，使用一个弱力转动一下齿轮，使齿轮事先有一个惯性均速的缓
慢转动，以便弹性金属片撞及齿轮时可因系统自转而自动形成"微
偏"；记录撞击前的齿轮速度 V_0；当齿轮被四条弹性金属片撞及之
后，由于同时错偏和自身弹性，就会大致形成前述原理图（2 – 11）
右面所示的形式，此时齿轮虽受金属片摩擦，仍会旋转（只要各方
都有足够惯性）；立即记录齿轮此时的速度，并观察速度是否被加
大了。

　　只要撞击后的速度 v，大于撞击前的速度 V_0，就能证明"太极
转化"原理有效。

　　我们注意到角动量原理为：

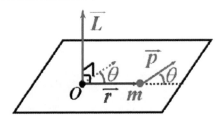

图 2 – 13　角动量原理

即

$L = rmv\sin\theta$；

而线动量原理为：

$P = MV$；

线动量能够作用于角动量的矢量分量为：

$P_{矢} = MV\sin\theta$，

所以，如果忽略动量损失，转化之后的角动量形式则是：

$L = r(mv + MV)\sin\theta$。

进一步地，再考虑一个极限情况：我们注意到，当 $v = V$ 时，动量转化便再无可能，可视为这是"完全转化"的极限。

在此条件下，动量 P 与角动量 L 的关系便为：

$$\frac{L}{rm} = \frac{P}{M}。$$

由此可见，角动量并非单独守恒，而是与系统内部的向心动量共同守恒的，尽管在"合外力矩为零"的情况下，系统内部的向心动量也能自然地转化为角动量。而这正是太极原理所要告诉我们的一个真理：太阳系以及宇宙中一切天体的转动运行并不需要"上帝"或"牛顿的第一推动力"，它可以在物质互相吸引过程中自然形成。传统的角动量守恒值得商榷！

同时我们还注意到，假如我们使四条金属片不断做着往复运动，估计不少人都可以看出：它与发动机汽缸活塞往复驱动偏心轮的方式十分相似，从而这个实验其实就是一个"偏心轮驱动原理"（注意，这已是正宗的"唯动逻辑推理"了：证明运动方式相似，所以运动原理相同，是否"科学"，也请大家反思）。

从而，从逻辑上看，如果"太极转化原理"是错的，那么偏心轮驱动原理也是错的；如果偏心轮驱动原理也是错的，就不会有当年蒸汽机所带动的工业革命了……

是耶？非耶？其实历史早已下了结论。

另外，下图的实验也能对太极旋转原理起到一定的说明作用（**失重下的液体对流**）：

在这张在空间站拍摄的照片中，从金属环内钻出的水好像被一个看不见的勺子搅动。这种搅动效应是用一种光对水进行不均衡加热导致的。温度差异致使表面张力失衡（也就是说，微弱的温差也

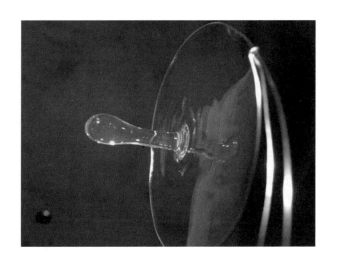

图 2 – 14   失重下的液体对流

能作为"合力矩为零"的干扰因素，导致四周压力对于"太极中心"失衡），最终让水发生旋转（http：//www. sina. com. cn 2009年 09 月 07 日 07：42 新浪科技．转载英国《新科学家》杂志报道）。

综上所述，我们将所有的太极定义总结一下，大致可有如下概念：

§ 太极概念总结

太极是相对时空中的绝对坐标；是特定时空中的公共参考系；是自然稳态时空的对称中心和自然参考系；是一切稳态得以形成的起始时空和能量之源；是空间诸多矢量的指向点和零矢量点，也是空间诸多矢量的出发点；是作用力与反作用力——相反矢量互相转化的分界点；是"四两拨千斤"——一切自然辐合的角动量生成与放大的时空机制。

这些概念并不是各自独立的，而是在唯动宇宙观之下浑然成为一体的。之所以浑然一体，就是由于太极时空的物理性质所致，而这性质归根结底就是一句话："空间众多矢量的指向点和零矢量点，也是空间众多矢量的出发点。"

题外话：这句话若反译成古文，恰好是三个成语的联立：太极是"众矢之的"；太极是"中庸之道"；太极是"物极必反"。或许有人诧异："这是说的'物理性质'么?"然而古中国思想意义深远，《老子》说得好："上士闻道，勤而行之；中士闻道，若存若亡；下士闻道，大笑之！不笑不足以为道。"

就让我们用一句西方的幽默来结束本节：

"自然和自然界的规律隐藏在黑暗里。上帝说：让牛顿去吧！于是，一切成为光明。"（按：这是由于"一切都成了绝对的"）

"但不久，魔鬼说：让爱因斯坦去吧！于是一切又重新回到黑暗。"（按：这是由于"一切都成了相对的"）

可现在，只要全世界都理解了"**太极**"原理，明白了"**相对之中有绝对**"，光明会再次来到，并且更进一步！我们华夏祖先的智慧是足以让上帝和魔鬼共同佩服的……

[小结]

既然本文主张"唯动宇宙观"，就必须合理解释一切自然物因何而动的问题：为什么凡是科学所能发现的物质，大到星球，小到量子，都具有自旋角动量？以往的理论认为它是基于角动量守恒而形成的——构成这一切的原始星云本来就在旋转。但为什么原始星云本来就转，却无可解释，难免陷入"上帝的第一次推动"的僵局。本小节以太极理论入手，打破了这一僵局，指出一切物质之所以旋转的原因并非"上帝的推动"，而是与其空间引力收缩的冲量有关，从而进一步得出"角动量并非单独守恒，而是与动量共同守恒"的科学结论。

这一结论也反过来对古中国"太极阴阳学说"的科学性提供了有力证据。太极，以往常被一些人神秘化，其实却是宇宙能量运动的自然现象，表达着一切自然稳态运动核心的机制。本小节重点强调了它的动态特性：众矢之的（空间众多矢量的指向点）、中庸之道（零矢量点）、物极必反（反作用力与相反矢量的转折点）。只有"唯动宇宙观"才能使这些特性形成统一概念，也才能在"相对与绝对"的困惑中找到方向。

第三节　热对流基本动态
——四象五行的物理学原理

一、热对流能量交换的矢量原理

至今为止我们所能见到的大千世界的一切运动都是能量交换运动，而**热对流则是能量交换的一种重要形式，甚至是原始形式。**

本文的宗旨在于阐明自然宇宙具有一个统一的、一般的运动轨迹（规律），即"道"。关于"一般运动"，前面我们已经提到，在宇宙起源之初的全真空状态下它就已经存在了，其可观察特征就是"时空膨胀"。

本节所要指出的是，当宇宙已形成物质世界之后，这个"一般运动"依然存在，其更具体的"可观察特征"就是"热对流基本动态"。通过对于热对流的矢量分析可以很好地说明"四象五行相生相克"的诸多物理原理，从而热对流现象从广义上看，也揭示着一种"能量转化与物质运动循环"的一般模式。

下面我们先来对比一组火焰燃烧的照片：

这是来自 2009 年正在建造的国际空间站的燃烧实验。

"微重力能够产生更圆的温度更低的火焰。在这张对照图中，正常重力条件下产生的火焰（左侧）和微重力环境下的火焰（右侧）之间的区别可谓一目了然。与在地球上不同的是，微重力条件下的低密度热气体不会上升。其结果是，粒子从高温区向低温区扩散等其他过程占据了支配地位。在太空研究燃烧进一步揭示了有关这种现象的基本物理学原理，进而帮助研发用于未来太空探索任务

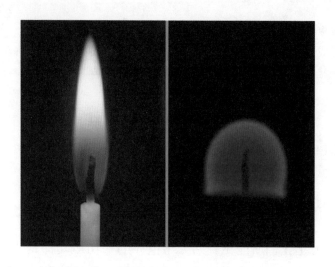

图 2 - 15　太空中的火焰（右）和地面上的火焰（左）

的灭火技术"（http：//www.sina.com.cn 2009 年 09 月 07 日 07：42 新浪科技．转载英国《新科学家》杂志报道）。

　　基于宇宙观的不同，眼界也就不同。西方的科学家们仅仅将这一实验用于"太空灭火技术"，但我们现在结合古中国玄学，却可以从中发现"能量转化与物质运动循环"的一般规律。

　　关于太空火焰和地面火焰的本质区别，如同图附说明文字所说，关键是"低密度热气体"会否上升。但显然，这不在于火焰的化学结构转换式，只在于一种全局性的物理力场运动模式。这种物理力场运动模式，科学界一般称为"**自然热对流**"。

　　然而，西方科学从发现"自然热对流"至今，只被当作一种特殊的自然现象看待，从未阐发其普遍意义。这是由于科学家们往往专注在"低密度热气体上升"的细节，却忽略了放眼于宇宙学的全局性的思考，从而不及古东方思想之深远。

　　其实，关于宇宙诞生的大爆炸一开始就是一种热膨胀运动，所以自然热膨胀运动及其派生运动的基本规律当然是宇宙一般规律的一部分。

那么，怎样从全局意义来认识和分析**热对流基本动态**呢？

我们不妨从"自然热对流"的一个典型案例——地面核爆炸的蘑菇云（图2-16）过程来切入。

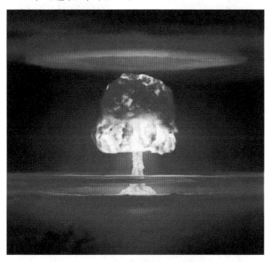

图2-16　核弹爆炸所形成的自然热对流

核爆炸过程可谓场面壮观，令人目不暇接。然而从宏观矢量的变化来分析，其实可有三个阶段（层次）：

（一）球状膨胀

20世纪50年代，美国人哈罗德·埃杰顿发明了一款超高速摄影机终于使人们第一次看到了核弹爆炸瞬间的画面，那是非常诡异的一幕幕。

A图与B图据说仅仅相差百万分之十秒，从各自的膨胀球相对于铁架的比例可见膨胀速度之快！

这种高速的球状膨胀直至最终形成几十公里外肉眼可见的稳定大小的巨大火球，放射出强烈的光线。

但我们需要对比的是，这一个核爆火球虽如此巨大而明亮，但从**矢量模式**上来看，却与图2-15中太空烛火那暗淡的圆形火球并

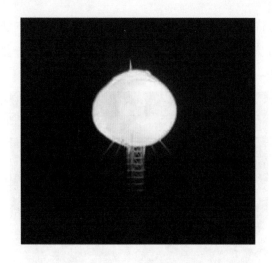

图 2 – 17　核爆炸瞬间 A

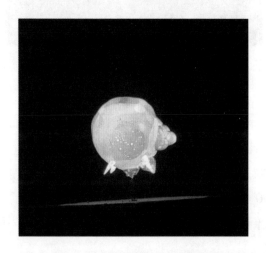

图 2 – 18　核爆炸瞬间 B

无二致，其宏观方向都是"**各向同性**"的。这是一个热力学上最本能的热动量形式，此时只有一个中心向外的矢量及其反作用力，也就是说，此时若以"玄学"分析则只有"太阳"以及"太阴"，却没有"少阳"和"少阴"。

（二）中心气柱（浮力柱）

当核爆火球那强烈的光辐射渐趋暗淡之后，我们就能看到逐渐变形的残余火球中心下方拉起了一个明显上升的烟气柱，犹如一个巨大的蘑菇柄（图2－16）。

显然，这是由于核爆的"球状膨胀"之后，爆炸中心的低密度热气体在地球引力场作用下强烈升浮所致，而这就成为典型的"自然热对流"。应当指出，先一阶段核爆炸"球状膨胀"的能量其实大部分都随着光辐射、粒子辐射和冲击波而散失了，能够转化为升浮力的仅仅是其一小部分。尽管如此，气柱的高度也可直达地球大气对流层的顶端，可见核爆炸的能量惊人！

然而同样，从矢量模式上看，这个"中心气柱"与图2－15中地面烛火那上冲的火苗并无二致，就全局状态而言都是"中心向上"的。若以"玄学"分析，都是一个"太阳"化生"少阳"的过程。

（三）环状翻滚

我们注意到，当"中心气柱"出现之后，火球就开始变形，围绕着气柱不断地翻滚，而原本的球状也就变为一个不停翻滚着的环状（犹如一个巨大的蘑菇伞，图2－16）。

这种由"中心气柱"引发"环状翻滚"，其实对于烟民们应该并不陌生，因为它与吸烟者喷吐烟圈的原理并无二致（图2－19）。

二者的区别，仅在于核弹蘑菇云的翻滚是由中心向上的浮力柱引发，而烟圈则是由人嘴吐出的气流撬动。

与A阶段至B阶段的能量转换不同的是，B阶段"中心气柱"转化为C阶段"环状翻滚"的能量利用率几乎是完全的。如果忽略其中的转换损耗，则我们可以近似地沿用本文曾经提到过的一个公式：

$$\frac{L}{rm} = \frac{P}{M}。$$

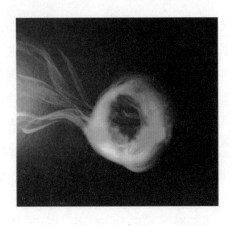

图 2 - 19　吸烟者喷吐的烟圈

其中 P 是中心气柱的动量，M 是气柱（"蘑菇柄"）质量，L 是环状翻滚的角动量，r 是环状翻滚的环截面半径，m 是环（"蘑菇伞"）质量。

综上所述，由"球状膨胀"导致"中心气柱（浮力柱）"乃至"环状翻滚"，其实是"自然热对流"一环扣一环的全过程（同时也显示着古中国玄学"太极生两仪，两仪生四象"的规则）。

或许有朋友会问："全过程么？那为什么'地面上的烛火'却只见其有上窜的火苗，不见其周围有什么环状翻滚？"

其实是有的，但由于火苗太小，周围的空间又大而透明，使得空气跟随火焰所产生的微弱环流不易察觉罢了。

但我们可以通过两种方法加以证明。

其一，是将火焰上升的动态空间范围扩大，比如将其等效为地球大气层（对流层）的自然气象现象（图 2 - 20）。

如图可见，如果用某一地区大范围的炎热（图左）来等效于火焰，则明显可见该图左右之间的上下环流，它也就是热对流基本模式中的"环状翻滚"。

其二，可将等效热对流的空间加以局限压缩，比如我们用液体

气压形成模式图

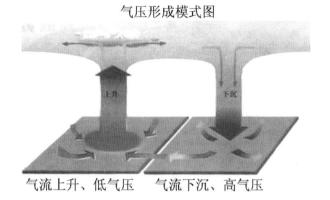

气流上升、低气压　　气流下沉、高气压

图 2 - 20　用气压现象说明大范围炎热
引起的上下环流（等效环状翻滚）

热对流替代气体热对流，并用烧杯对液体空间加以局限（图 2 -
21）。

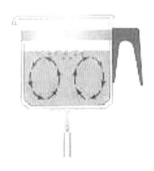

图 2 - 21　液体热对流

由图可见，被加热的液体由于处在局限空间（烧杯）之中，其
中心受热膨胀升浮所引发的"环状翻滚"就十分明显（如烧杯中
虚线箭头所示）。

注意：实际进行实验的时候，烧杯之中不应该仅仅是水，还应
该在水中放置一些有颜色的米粒，使液体成为薄粥状，"环状翻滚"
才表现得更清晰更完整。

这是因为根据玄学暨古中医理论，最佳的运动稳态应该是"阴平阳秘"的，而水中的米粒成分可以增加液体黏度（分子之间的拉力），即增加"阴气"，使热对流运动具有整体协调性。

但这黏度也必须适中，与热对流的动力匹配，才是"阴平阳秘"，烧杯中才会出现一个单一的大沸点，使我们得以看到十分规范的"中心浮力柱"和"环状翻滚"，本文称此为"**沸粥效应**"。若液体过于稀薄，热动力过大，烧杯中往往会出现多个沸点，使上下翻滚变得混乱不堪，这对照古中医描述就相当于"阴不胜其阳，则脉流薄急，病乃狂"的动态模式；若液体过于浓稠，热动力就会难以推其翻滚，对照古中医描述则又相当于"阳不胜其阴，则五藏气争，九窍不通"的动态模式（《黄帝内经·素问·生气通天论》）。

由此可见，以科学方法表述的自然热对流基本过程与古中国玄学的"太极生两仪，两仪生四象"原理是相通的。

下节我们将分阶段渐次阐明。

[小结]

本节从矢量模式的角度依次描述了自然热对流发生原理的三个阶段：球状膨胀；中心气柱；环状翻滚。这为如何将热对流原理与玄学的"四象五行"抽象概念相结合做出铺垫。

二、热对流基本动态的分部解析

（一）球状膨胀演变中心气柱给我们的提示

§ 各向同性的中心对称稳态形式

首先，无论核弹爆炸，还是烛火点燃，抑或烧杯加热，总之一切自然热运动最初都是一个"球状膨胀"过程。甚至包括宇宙大爆炸也是如此，因为我们根据"微波背景辐射"的信息，已得到它就是一个各向同性的超级球状空间。

在这种"各向同性"的矢量状态构成的体系中，我们显然只能区分"向内"和"向外"两种方向，即只有"太阴"和"太阳"，没有其他方向（请大家返前参照图2－9）。

因此，我们可以把这种由于"球状膨胀"而形成的诸如太空烛火、核爆火球等状态，统称为**"中心对称的稳态形式"**。

在这种稳态形式下，必有一个"各向同性"的对称中心（热膨胀中心），就是"太极"。

这个太极是怎么生两仪的呢？

对此，北宋玄学大师周敦颐说得较为清晰："无极而太极；太极动而生阳；动极而静，静而生阴。"（《太极图说》）

何谓"无极"？也就是相对于"太极"之前，一个"无中心的各向同性"。"宇宙大爆炸"之前据说不能推测，但核弹爆炸之前和太空烛火被点燃之前，由于是一个热膨胀体系亦不存在的时空环境，亦可算作"无极"。这是一个与"太极"相对的时空概念或逻辑概念，它对"太极"的影响就是使"太极"最初能够具有各向同性的矢量。

从而，核弹一旦被引爆，就是"无极而太极"了。

由核爆瞬态照片可知，它立即出现一个迅速膨胀的空间过程，膨胀为阳，所以是"太极动而生阳"；而后核爆火球随着能量散失，终成稳定大小，即膨胀与收缩渐趋平衡，自然就是"动极而静，静而生阴"了。

§ 稳态的"对称性破缺"

至于这种各向同性的稳态形式能够维持多久，一般取决于两点：一是外环境力场的相对干扰；二是系统内部力场的不平衡度。

玄学是讲究"天人相应"的，即系统矢量与环境矢量必须结合起来考察。

比如，同样一支烛火，在太空中表现为火球，在大地上却表现为上窜的火苗，是因为"各向同性的膨胀矢量"是"火"的固有特性，但大地环境向上升浮的矢量远大于它，二者叠加，原本各向同性的火球体系便在上下轴方向被击破，变形为一种单向上升的火苗体系。

但核弹爆炸的火球为什么能在地面上保留一段时间？这并非特例，只是由于它一度"各向同性"膨胀的能量远大于地面升浮矢量所致。而当它能量衰减之后，依然要服从于地面升浮力，转为"蘑菇云"。

这种因环境场变化而导致原本各向同性的稳态体系出现定向改变的现象，可称为"**对称性破缺**"[①]。它不仅发生在热膨胀过程，在其反过程（系统遇冷收缩）也会出现。

由此可见，各向同性的"中心对称稳态形式"其实是不太稳定的。那么，如果去除地球环境力场干扰因素，让系统位于"各向同性的宇宙空间"，是否会长久稳定呢？

也不见得。因为它还有第二个因素——系统内力的不平衡度。

固然，宇宙中绝大多数天体是球状的。它们是否便是各向同性的"稳态"呢？

不，只能说"非常接近"，然而仔细观察却不完全是。

因为目前我们所知的一切天体都已处于旋转之中，而只要旋转，就会有一个定向的转轴，对于严格意义的"各向同性"而言，就已经是某种"对称性破缺"了。

至于天体旋转的成因上节已经分析过，只需系统的膨胀与收缩过程中，内力稍有不平衡便可导致。这几乎是不可避免的。

并且，从宇宙较为普遍的现象来看，该旋转如果能使系统形成盘状结构（比如吸积盘），则由于盘状分布的质量密度，以及由轴心向外的热力梯度，尽管没有宇宙环境的外力场，也同样会因自身引力而在转轴附近形成系统自身的"等效浮力"，从而派生出一种变相的"中心气柱"——或称之为"轴向喷射"现象。

比如上节（图 2 – 14）"失重环境下的水滴自发旋转"便同时伴有明显的"轴向喷射"现象（转盘状水滴中心位置的突起）。

再比如我们所处的银河系的"中心黑洞"，亦有同"旋转水滴盘"相似的"轴向喷射"迹象（见下图）。

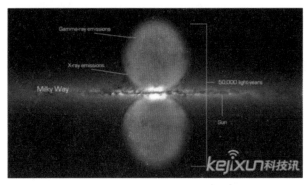

图 2 – 22 银河系中心黑洞的轴向喷射现象

这种原本各向同性的稳态体系，在宇宙中因自身膨胀收缩原因而致对称性定向转变的现象，可称为"**自发性对称性破缺**"。

或许有读者要问："'对称性破缺'按理是一个'量子场论'的概念，好像不是这样运用的吧？"

在此本文要说的是，所谓"对称性破缺"其实具有跨学科的范畴，并不仅仅是量子场论概念，也是玄学概念，古中国在几千年前就已经提出了。

§ 来自中国远古时期的"对称性破缺"思想

比如《列子·汤问》便说："物之终始，初无极已……然则天地亦物也，物有不足，故昔者女娲氏炼五色石以补其阙，断鳖之足以立四极。其后共工氏与颛顼争为帝，怒而触不周之山，折天柱，绝地维，故天倾西北，日月星辰就焉；地不满东南，故百川水潦归焉。"

这里看似讲述历史故事，其实是借此阐明物理原理。因为"女娲补天"显然不算历史，而"共工怒触不周之山"如果是历史事实的话，时间、地点也都不对。首先，日月西移，江河东流是共工大战颛顼造成的？那么此战之前难道日月不动，江河不流？其次，所谓"不周之山"在哪儿？谁都找不到。

所以，这是古人为了说理而采取的一种特殊描述方式。

正如《列子·汤问》自己所阐述的："物之终始，初无极已。"宇宙物态最初都是"各向同性"的；然而发展下去，总会"物有不足"，但"补天"其实并非"女娲"的专利，因为"天之道，损有余而补不足"，自然界的能量自动会从高处移向低处；同样，"四极"的建立，也无需"断鳌之足"，因为当四周的能量汇于太极一点时，自动会有如同前节图形（图2-11）所述的四方力柱（A、B、C、D矢量柱）形成，即"四极"；至于"共工"的"头触"，其实就是图中那个微扰矢量e，一个"四两拨千斤"效应，一经撞偏所谓"天柱"（矢量A），就引发了"多米诺骨牌效应"，使系统开始旋转，整个系统也就由"周"（各向同性）衍变为"不周"（对称性破缺）。那么，如果"系统"指的是地球形成过程，自然就是地球东转，日月西移了！

所以，《列子·汤问》所要阐明的道理，高度概括起来无非就是：一切宇宙稳态体系虽然最初是"无极"的，但发展过程中由于"物有不足"（内力不平衡），必然导致"不周"（对称性破缺）。

或许有人认为，用"不周山"的故事来说明一个严谨的物理学问题，似乎逻辑性不强？

那么我们再用一个逻辑性很强的数学图形来补充说明这一问题（右图）。

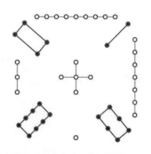

图2-23　洛书图形

§《洛书》的"阴阳共生"演算，揭示"对称性破缺"的必

然性

不错，这就是古中国玄学最古老的文献之一，即洛书图形。据说出现于大禹时代，距今已有四千余年历史。

当时中华民族的系统文字尚未发明，所以想要表达一个深奥的道理，便只能采用数学图形的模式。可以说，这类图形就是古中国的先哲们认识自然规律的"原始公式"。

那么，这是表达一个什么规律呢？

曾有人以为，当时大禹正在治水，所以《洛书》应是表达了一种治水的方略，其实不然。

我们只需把洛书的图形加以数字化，就可看出端倪（图2－24）。

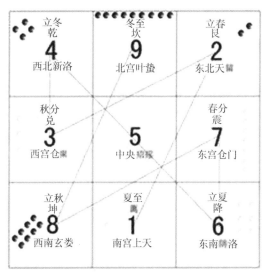

图2－24 数字化的洛书图形

由图可见，在洛书所展示的9个数字中，如果每3个数字为一组，则无论纵向、横向，还是对角线组合，其3数相加之和总是15。

比如，以横向来看：

$4 + 9 + 2 = 15$；

$3 + 5 + 7 = 15$；

$8 + 1 + 6 = 15$。

以纵向来看：

$4 + 3 + 8 = 15$；

$9 + 5 + 1 = 15$；

$2 + 7 + 6 = 15$。

以对角线来看：

$4 + 5 + 6 = 15$；

$2 + 5 + 8 = 15$。

这说明什么？是表达"治河方略"么？不，这是在表达自然界"中心对称稳态形式"的成立条件，即一个深刻的物理学问题！

不是么？如果自然界需要把诸多不同的能量团（或粒子）集中于一个最小空间，恐怕只能采取这个形式，才能达成稳态。

或许有朋友会说："哦！如果说这些数字是不同的'能量团'，可以理解；但如果说那是'粒子'，则不见得吧？况且，这里说的是一种严格的'稳态'，与本小节的主题'对称性破缺'又有何关系？"

好，那么我们就来进一步解析。

首先我们要进一步理解，这从1到9的数字，其实不都是自然数，而是远古时期的华夏先哲们对于"正负数"的一种表示法。

何以见得？因为古中国早就知道了"阴阳"原理，并且早就成为一切哲理和数理的基础。那么如果阳为正，阴便为负，所以不可能没有负数和负数表示法。

但这是怎样表示的呢？本文认为，古人把5作为中值（也称"中央"或"中土"），≥5者为正，<5者为负，"四舍五入"。比如，我们把上图（图2-24）的所有数字减5，就能"还原"为现代意义的数字关系（图2-25）：

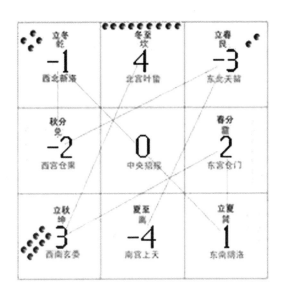

图 2 - 25　还原到现代正负数关系的洛书图形

由该图来看，各数字所代表的"能量团"间的矢量关系便一目了然了！

很显然，由于"中央合力为0"，并且纵横交错相加都为0，这些能量团所组成的就是一个"中心对称的稳态形式"。

但同时又可看出，这样的稳态条件虽然可达成中心对称，却由于各个方向的能量值必须有所不同，便已经开始脱离严格的"各向同性"，而成为一种"自发性对称性破缺"的形式了。

可见，"洛书原理"等于警告我们，"中心对称的稳态形式"会由"各向同性"自然演变为"对称性破缺"，不是任何"女娲补天"所能长久维护的！

为什么会这样？有进一步的科学依据么？有。

如果我们把上图中央的"0"视为"原子核"，把周边的八个数视为"外围电子"，而把其中正负数绝对值两两相对的对等位置视为"共同轨道"，会发现什么？

泡利不相容原理[②]！这个图形等于告诉我们，任何两个能级和极性完全相同的能量团（电子）不能共处于一个空间（轨道）。比如，在上图的不同能级的轨道（对角线）上，不可以同时存在两个相同的1、相同的2……但可以将正1和负1、正2和负2安排在一起。

所以，基于这个"泡利不相容原理"（或称"能量最低原理"），"对称性破缺"的发生就是必然的。

"洛书原理"竟然包含着"泡利不相容原理"，实在令人惊讶。在此，笔者对于泡利先生的伟大成就并无丝毫漠视，只是更加赞叹华夏祖先的智慧……

而本小节在此之所以强调"对称性破缺"的必然性，除了证明简单的"太极阴阳"必然发展为"四象五行"之外，还将阐明这非但不会"破坏世界"，反而对今天一切物质（稳态）的更加稳定具有决定性意义。请见下节。

[小结]

本节通过"对称性破缺"原理，即"中心对称的稳态模式"转化为"轴对称稳态模式"的空间矢量变化过程，来讲述玄学"太极生两仪，两仪生四象"理论，从而使这些"形而上"的概念直接展现为可观测的物理过程。

一切热运动始于"球状膨胀"，证明了诸如两仪、四象、八卦等一切玄学动态皆始于"太极动而生阳"。

最初的热稳态体系必然是"各向同性的中心对称稳态"，但很快就因内部不平衡而产生"对称性破缺"，演变为"轴对称稳态"，证明了玄学的"阴阳"向"四象"转化是一种宇宙热运动的自然规律。

并且，古中国《洛书》以一种"正负数矩阵"方式表述"能量最低原理"，向我们指出了这种"对称性破缺"的必然性。

[注释]

①对称性破缺：对称性破缺是一个跨物理学、生物学、社会学与**系统论**等学科的概念，狭义简单理解为对称元素的丧失；也可理解为原来具有较高对称性的系统出现不对称因素，其对称程度自发降低的现象。对称破缺是事物差异性的方式，任何的对称都一定存在对称破缺。对称性是普遍存在于各个尺度下的系统中，有对称性的存在，就必然存在对称性的破缺。对称性破缺也是**量子场论**的重要概念，指理论的对称性为真空所破坏，对探索宇宙的本原有重要意义。它包含"自发对称性破缺"和"动力学对称性破缺"两种情形。

②泡利不相容原理：在一个原子里不可能存在着电子层、电子亚层、轨道的空间伸展方向和自旋状况完全相同的两个电子。其原因是，自然变化（包括原子的电子排布）进行的方向都是使能量降低，因为能量较低的状态比较稳定。所以又叫**能量最低原理**。

（二）中心气柱演变为环状翻滚给我们的提示

承上所述，当一个最初各向同性的中心对称稳态体系出现"对称性破缺"之后，是否就不再有对称，也不再有稳态了呢？否。

我们仔细观察便可得知，诸如核弹火球变为蘑菇云，或太空烛火变为地球火苗那样，自然界大多数的"对称性破缺"都会使原来的稳态系统生出一个力场轴，系统的新运动（比如旋转或环状翻滚）便相对于该轴而运行。于是，原有的"中心对称"虽然破缺了，但一种"轴对称"形式却从中产生了。

根据这种现象，可统称为"**轴对称的稳态形式**"。

那么，"轴对称"也算稳态么？算。

§ *什么叫稳态*

什么叫"稳态"？其实各种学科概念不一。圆周运动当然算作稳态，但除此而外的其他运动呢？故此，本文（结合玄学）给出的稳态定义是："**一切自然形成的膨胀与收缩体系，以'太极'为参**

考系，其对称方向的等比空间矢量性质不变。"

而何谓"等比空间矢量性质"不变？例如我们所在的银河系，它是一个螺旋星系（图2-26）：

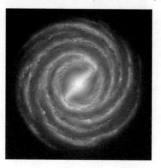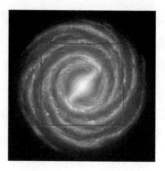

图2-26 银河系的螺旋状空间示意图

由图可见，如果我们把这个画面加以限制，只取中心到外围的一半进行截图（上图），那么所得的画面只是比原来小，却依旧是同样方向的螺旋。

再比如我们人类，可以从一尺半的婴儿一直成长为七尺汉子，但头、手、脚的生长方向（生物矢量）不变。

这就叫作"对称方向的等比空间矢量性质不变"。符合它的就是"自然稳态"，哪怕它其实正在长大或缩小。

当然，严格地说，"等比空间"应该称为"等比加权空间"更宜，因为对于人类来说，头、手、脚的生长速度其实是有区别的，婴儿的头部与身高比例是1/4，学龄儿童是1/6，成人则为1/7。

而太阳系八大行星由近到远的距离也有这样的"等比加权"关系。

1766年，一位名叫体丢斯的德国数学教师发现了这种关系。他在课堂上讲述各大行星到太阳的平均距离时，先在黑板上写下一个等比数列：

0，3，6，12，24，48，96，192…

再在每个数上加4，再除以10，便得到：

0.4，0.7，1，1.6，2.8，5.2，10，19.6…

以地球到太阳距离为1天文单位，则这些数字分别代表了水星、金星、地球、火星、小行星带、木星、土星、天王星到太阳的平均距离（这被称为"体丢斯—波德"定则）。

因此，"轴对称的稳态形式"与"中心对称的稳态形式"同样符合"等比空间（等比加权空间）矢量性质不变"的稳态定义，也是一种稳态。

并且我们还注意到，它甚至是一种比"中心对称稳态形式""更稳"的稳态。

§ 更稳定的轴对称稳态方式

何以见得？

关键在于"中心气柱"。

前面我们曾提到，它可以是诸如"核弹蘑菇云"那样的"单向轴喷射系统"，也可以是诸如"黑洞"那样的"双向轴喷射系统"。

一般说来，单向轴喷射系统最为稳定。

首先，可以从燃烧的热效率来看。

我们知道，地面上的烛火明显地要比太空微重力下的球状烛火要明亮，这是由于地面烛火经过"轴对称"变化之后，所产生的"环状翻滚"使得氧气等化学反应前体物质的流向（向心矢量）与废气排放流向（离心矢量）分行其道，热运动的有序性增加，能量转化与物流效率大大加强。于是，如果以"熵值"观点，这一变化应该不是熵值的提高，反而是一种降低。

其次，还可以从"人择原理"来看。

我们知道根据"人择原理"，科学家们认为地球环境是宇宙中最稳定的环境，所以才有了人。那么地球是一种什么样的稳态形式呢？

虽然它是圆球体，却有旋转，显然已经向"轴对称的稳态形式"过渡了。而且，我们并未发现地球形成过程中是否有过"双向轴喷射"现象，却从地球现在的形状中明显发现它应该一度有着"单向轴喷射"即"环状翻滚"的征象，所以才成为一种近似"梨形"的特殊形态（见下图）。

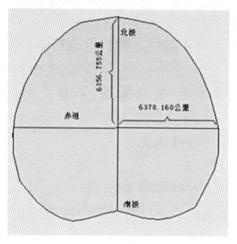

图 2-27 "梨形地球" 示意图

这个示意图固然有些夸张，但数据还是很说明问题的。

最近几十年，科学家利用人造卫星和宇宙飞船对地球进行测量，对地球的形状和大小知道得更精确了。人们终于发现，地球是一个不规则的扁球体：赤道略鼓，两极稍扁，南半球和北半球不对称。过去常有人认为地球是扁椭球体，但根据人造地球卫星测定，地球的形状不同于一般的椭球体，而是有些接近梨形，故称"地球梨状体"：南半球内凹 24～30 米，北半球伸长 18.9 米。可看出南半球比地球表面偏低，而北半球略向外凸起。

本文对该数据的解释是：当地球全处于熔岩状态时，曾有过在轴心为南极到北极的流动，在地表为北极到南极的流动，这样一种热对流"环状翻滚"运动。地球的形状，即由此"轴向冲量"造成，进而固化。

虽然我们不知道在太阳系的南极方向是否存在某些足够的宇宙力场（比如大麦哲伦星云引力），但地球熔岩这种全局整合性的自然热对流，显然使得冷却后大陆和海洋的形成较为规范和稳定，从而对于地球生命的形成和发展起着不可忽视的作用！

综上所述，在"轴对称稳态形式"中，"单向轴喷射"即"中心气柱与环状翻滚"形式应该是宇宙中熵值最低也最稳定的宏观热运动形式。至少，生命基于这种形式才能充分发展。

而正因为如此，古中国人才把它发展为一种抽象运动理论——"四象五行原理"。

§ 《河图》的四象五行演绎，揭示"轴对称稳态"的根本机理

也许有朋友会说，古中国人的思维真有这么深刻吗？请看下图：

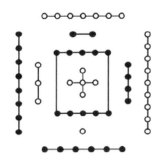

图 2 - 28 河图

不错，这是又一个华夏最古老的文献——《河图》。据说产生于黄帝时代，距今五千年。显然当时没有民族文字，所以也是一个数学图形的模式。

这个图形代表什么原理，或者什么样的古代公式呢？

单看其图似乎难以"顿悟"，好在两千年后的《易经》对此有着一段文字解释："天一生水，地二生火，天三生木，地四生金……"

结合这段文字就容易理解了，原来古人这个图形是表达着四个两两相对又互相衔接的空间矢量，而"1，2，3，4…"则代表各组矢量的原生、派生次序。将此还原为现代化的矢量结构，则如下图：

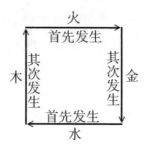

图 2 - 29　河图本意与现代矢量结构的还原

前面我们已经提到，在玄学的阴阳关系中，火为太阳，水为太阴，木为少阳，金为少阴。而太阳与太阴代表膨胀与收缩，少阳与少阴代表升浮与沉降，在热对流基本动态中先有膨胀与收缩，后有升浮与沉降，即先有太阴太阳，后有少阴少阳。所以图中把水、火排为"一、二"，把木、金列为"三、四"。

或许有朋友会问："但是，此处在说'天一生水，地二生火'，即太阴在太阳之先，而本书前一小节言及'球状膨胀'时却有'太极动而生阳，动极而静，静生阴'的论述，二者对照是否冲突？"

并不冲突，因为我们的时空概念是"绝对之中有相对"。

我们知道，任何"膨胀"运动之先都要有一个"相对收缩相"，哪怕"宇宙大爆炸"之先也要有一个能量高度集中的"奇点"。而这个事先收缩集中之"阴"，与爆炸以后"太极动而生阳，动极而静，静生阴"，显然不是同一个时间和空间。

所以，无论是《河图》还是《太极图说》，都阐述着一个"阴阳互根"的原理——"孤阴不生，孤阳不长。"至于谁在谁先，只是基于时空局限的一个分析次序而已。

并且，由图来看，"木性升发"，所以是向上的矢量，被《河图》列于左边；"金性肃降"，所以是向下的矢量，被河图列于右边。这就在画面上形成一个"左升右降"的格局。

而这一画面格局曾被后世误解为一种"左升右降"理论，历史上诸多著作皆有提及，对后世学者不无"误导"作用。

其实，这也是基于"时空局限"而产生的一种现象。我们只需把被局限的时空拓展出来，就能知道《河图》的"左升右降"真正代表什么含义了。

请见图2－30所示。该图左侧是前节"烧杯液体热对流"（图2－21）的右半截图，但刚好显示出自然热对流基本动态（环状翻滚）的一个"环截面"。把它与《河图》的"四象"矢量结构对照可有意想不到的效果。

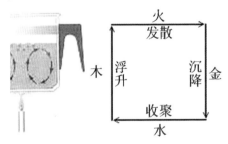

图2－30　烧杯液体热对流（半剖面）与河图"四象"矢量的对比参照

首先，若以河图矢量参照烧杯液体热对流可以发现，烧杯这一半的热对流轨迹似乎也成了一种"左升右降"格局，并且刚好与河图的各矢量相照应：若把烧杯热对流的"圆运动"按左、右、上、下划分为四个区段，则河图的木、金、火、水则刚好与这四个区段的矢量分量相吻合。

这是一种巧合吗？非也！古人制《河图》的初衷，正是要说明这种连续的圆运动。

请看，"木"之所以"左升"，是因为它所对应的圆运动区段在升；"金"之所以"右降"，是因为它所对应的圆运动区段在降；"火"之所以在上"由木向金"（发散），是由于它所对应的圆运动区段在上方向右（发散）；"水"之所以在下"由金向木"（收聚），是由于它所对应的圆运动区段在下方向左（收聚）。

正由于圆运动的各区段互相衔接，于是才有"金生水、水生木、木生火……"；

正由于圆运动的左、右区段矢量相反，上、下区段也矢量相反，于是才有"金木相克、水火相克"……

那么，再回过头看，"左升右降"是真正的左升右降吗？显然只是一个"美丽的误会"，因为其实烧杯还有另一半。如果我们把烧杯的另一半，以及《河图》相应未拓展的对称空间加以补全，真实情况应如下图：

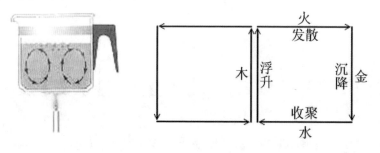

图 2-31　烧杯液体热对流与河图"四象"矢量的对比参照

以这个图形来看，很多问题就一目了然了。

很显然，所谓"左升右降"的《河图》结构，其实是一个"中升外降、上发下收"的结构，而这也正是"自然热对流"一般的抽象结构。

换言之，所谓"四象五行"理论，其实是对"自然热对流"的一种几何解析和数学分析。

或许有人要问："要说几何解析固然，但数学分析何在？怎么没见到公式？"

不要小看古人，公式就在图形之中。

且看图2-32，如果我们把自然热对流"环状翻滚"的"环截面"轨迹移入《河图》木、火、金、水所构成的矩形阵中，使之成为"内接圆"，会怎么样？

则可发现《河图》的金木水火"四象"排列，在数学上也可视为四根相关的数轴，共同构成一个古中国特有的直角坐标系（下图左侧），其实与现代笛卡儿坐标系（下图右侧）是等效的。

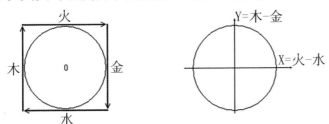

图2-32　"四象"的直角坐标系与现代笛卡儿坐标系

无论哪一个坐标系，都能得出热对流"环状翻滚"轨迹任意一点的切线斜率为：

$$圆运动切线斜率 = \frac{木-金}{火-水}。$$

这可以称为"**四象公式**"。

并且从两种坐标形式的比较来看，古中国的直角坐标系似乎更具有物理学的直观意义。

首先，若依照图形方位推导金木水火四根数轴，则从水平方向看，当"火"的数值最大（接近数轴箭头处）时，"水"的数值反而最小（只在数轴起始端）；从垂直方向看，当"木"的数值最大时，"金"的数值反而最小，反之亦然。

同时，如果"四象"皆取中值，则

$$\begin{cases} 火 - 水 = 0 \\ 木 - 金 = 0 \end{cases};$$

以上现象，充分表达了"阴阳对立""阴阳消长""阴阳转化"的三大规律。

其次，在这个古坐标中既能看到方，也能看到圆。

古中国一直有着"天圆地方"之说，对其曲解也层出不穷，公认源流便是出于《河图》。其实，这个"天"与"地"到底是什么意义？为什么周天在转，大地却能分为四方？就因为我们的观察点是坐落在地球旋转的切线上！所以，这个"圆运动切线斜率公式"才是《河图》的本意，即"天圆地方"的正解。

总之，"夫五运阴阳者，天地之道也。"至今为止，也只有玄学的"太极—两仪—四象五行"理论才全面而系统地解析了"自然热对流"的种种现象，使它上升到"一般规律"的高度。

[小结]

本节说了三件事。

第一，什么叫稳态：一切自然形成的膨胀与收缩体系，以太极为参考系，其对称方向的等比空间矢量性质不变。

第二，如果说"各向同性的中心对称稳态"只能表达基本阴阳矢量模式，则"轴对称稳态"可完整体现四象（火、水、木、金）的矢量模式。对此，以"轴对称稳态"为特征的自然热对流"圆运动"轨迹与古中国《河图》所表达的"升、散、降、收"分矢量完全吻合，充分说明了"两仪生四象"原理的客观性与科学性。

第三，将"自然热对流"的圆运动轨迹与《河图》的四象矢量图重合起来，可构成矩形内切圆——古中国特有的直角坐标系。该坐标系直观地体现着"阴阳对立""阴阳消长""阴阳转化"的三大规律，可以看出四象之间的数学关系，并可求得圆轨迹任意一点的切线斜率。

（三）环状翻滚的特殊形式与最一般形式——闭合弦振动

前面我们曾经提到，当一个空间具有诸多向心动量时，有可能在"角动量守恒"与"太极转化"的双重作用下形成"角动量放大"。而热对流的"环状翻滚"从总体来说，其底部（"水"的方位）就有着诸多向心动量的交汇。那么，它也会发生水平方向的旋转吗？

这要从两方面来看。

假如是用烧杯煮水，或用饭锅煮粥，一般不出现旋转，虽然地球的"科氏力"依然存在。这是因为由此产生的向心运动的速度太慢，动量太小，不足以触发"四两拨千斤"的"多米诺骨牌效应"。

但若是大范围的热对流现象，比如大面积火焰、飓风、龙卷风之类，旋转就很明显了，这种状态亦称为辐合气旋。

所以，辐合气旋是热对流基本动态（"环状翻滚"）的特殊形式（下图）。

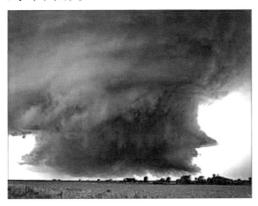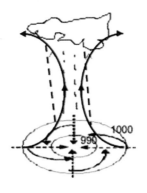

图 2－33　辐合气旋状态

那么，如果是一个伴有"辐合气旋"的自然热对流"环状翻滚"体系，我们只取其表面一点来考察运动轨迹，并把它投影到平面上，会形成什么图形呢？

将如下图（图2-34）：

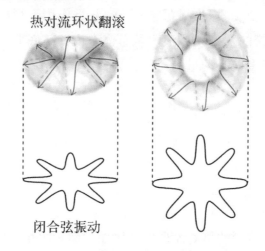

热对流环状翻滚

闭合弦振动

图2-34　"热对流环状翻滚"与
"闭合弦振动"的时空等效关系

我们且把这一图形（下方投影）与理论物理学前沿的"超弦"图形相比较（见〔美〕B. 格林《宇宙的琴弦》138页插图，湖南科学技术出版社），大家不妨看看，会得出什么结论？

不错！下方的投影图形与现代物理学"超弦"理论所描述的"闭合弦振动"完全一致！

据说"闭合弦振动"能解释一切物质的起源，有望实现"统一场论"。然而当我们把它与"热对流环状翻滚"相比较时，不难看出，二者其实是等效的："环状翻滚"可以在平面上等效为"闭合弦振动"，"闭合弦振动"也可以在立体上等效为"环状翻滚"！换言之，"闭合弦振动"是热对流基本动态的进一步抽象，而热对流基本动态是"闭合弦振动"的一个实证。

由此可见，玄学隐含着"弦学"，它与现代物理学"超弦理论"关于物质世界起源的看法是能够统一的。

或许有朋友会说："可是，'超弦理论'还定义了'十一维时空'，其中特别含有许多'看不见的维'，在玄学该怎么解释？"

且看下两节的分解。

[小结]

在立体空间中，自然热对流基本动态的辐合端可因太极效应（太极转化与角动量放大）而产生水平方向的旋转，使热稳态体系展现一种较为复杂的"自旋状态"。

这种自旋状态相对于简单的热对流模式来说，是特殊的；但对于整个物质世界来说，却又是一般的。因为在微观上，所有的物质粒子都具有自旋性，都可以用"闭合弦振动"来说明其起源。而热对流稳态系统的自旋状态可以等效于这种"闭合弦振动"。所以，"轴对称的热对流模式"可能就是微观世界的一般现象，其对称性破缺规律揭示着物质起源的奥秘。

第四节　热对流基本动态的时空特性

一、自然热对流的系统与环境

本文前面曾经阐述过一个**时空公式**：**空间/时间＝运动**。

基于这个公式，玄学（唯动宇宙观）认为，"时间和空间是运动的存在方式，绝对运动构建绝对时空，相对运动构建相对时空"。

而承前所述，"自然热对流"是一种稳态运动，一切稳态运动都是相对运动，所以对某一个特定的"自然热对流"系统而言，就只是一个"相对时空"，在其时空之外另有时空。

　　再根据系统论观点，当一个系统确认之后，"系统以外的一切都是环境"。这样一来，"自然热对流"除了有其"系统时空"之外，也必有其"环境时空"。

　　但系统时空与环境时空并非毫不相干，根据玄学"天人合一"的道理，它们必定互相作用，甚至交织在一起。

　　前面我们常用"金、木、水、火"四矢量来构成一个自然热对流的完整系统，但大家都知道，玄学理论中除了"金、木、水、火"（四象）之外，还有一个"土"，它们共同合成一种"五行"概念。而这就是系统时空与环境时空的关系。

　　"土"竟然与"金、木、水、火"不在一个"时空"？似乎有些费解？

　　我们且回过头去看一下《河图》原型（图2-28）。它对于"土"描述是"天五生土"，在其之先已有"天一生水，地二生火，天三生木，地四生金"的描述了。换言之，四象未曾齐备之时没"土"。这说明如果"系统时空"不在，当然也就没有环境时空。

　　当然，这"构成系统环境"只是土的内涵之一；《河图》把"天五生土"安排在"金、木、水、火"四矢量构成的"圆运动"中央，则又说明了"土"的另一内涵。

　　大家知道"台风眼"吧？

　　"台风"是地球大气层一种大范围的自然热对流（辐合气旋）现象，因而也非常强大，一旦来临之际，几乎天昏地暗，风狂雨猛，毁屋折树……

　　然而，若处在气旋中心即"台风眼"上，反而会有一个"相对不动"的空间，即"风和日丽"的好天气。这是因为在气旋中心各种力可以达成平衡（局部太极效应），从而这里的空气可以暂时不介入气旋运动。

　　由此可见，既处于圆运动之中，又暂时未介入运动，一种"动与静的结合"，当是"土"的第二内涵（总结起来可如下图）。

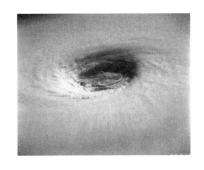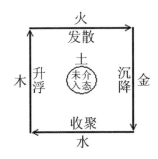

图 2 – 35　"台风眼"与圆运动中的"未介入态"

此外，在《河图》原型中，"四象生土"的过程是循环了两次的，即："天一生水，地二生火，天三生木，地四生金，天五生土；地六成水，天七成火，地八成木，天九成金，地十成土。"

这又是什么意思呢？这说明了"土"所具有的第三个内涵：对于自然热对流的可持续性来说，"四象"为"土"的充分条件，"土"为"四象"的必要条件，它们互相增进，互为因果。

关于"土"的这些内涵，抽象起来或许有些费解，不如举个实例更能说明问题。

请大家回过头去观察图 2 – 15 的烛火：无论左右，除了运动的火焰系统之外都能看到暂时不动的一段蜡烛，这就是"土"。

它的一部分处于火焰的包围之中，却又不动，可见对于火焰运动系统来说，这是"另一维空间"。显然，这也是"静"与"动"的结合：在它不动的部分，凝结着火焰燃料，具有"仓廪"的性质；但这"仓廪"的动用，又必须依靠火焰系统自身的热能和动力，其凝结部分才能熔化并随灯芯流动到火焰中心，使燃烧得以持续，从而又有着"运化"的性质。

从而，"系统"对于"环境"并非完全被动。任何系统既然能够持续存在，就对环境具有一定的影响能力。而这正是《河图》显示"四象"与"土"互为因果的意义。

但"土"这一概念的外延，是否包括"系统"以外的全部环境呢？从其"仓廪与运化相结合"的性质来看，不是！它只包括环境中"能够被系统影响改造的部分"。

这样一来传统的系统论似乎需要加以扩充了。若要把"土"的三个内涵（环境；既动又静；与系统互为因果）归纳到一起的话，几乎没有合适的专有名词，只有一个医学词汇较为近似——"内环境"。

作为细胞，在体内直接所处的环境即细胞外液，称之为内环境。但单个细胞对内环境的影响不大，只有细胞群体才有完全的影响力。古中医把细胞群体的影响力分为金、木、水、火四个生物矢量，分别命名为肺、肝、肾、心（注意，这只是指代生物矢量，并非指代物质），而"土"则是上述系统总的内环境，命名为"脾"（仓廪之官，主运化）。

但是，"四象"系统尽管对内环境发生全部影响，外环境的风、寒、暑、湿、燥、火还是奈何不了的。只能操纵内环境来对抗外环境，比如天寒则以"内温"应之；天暑则以"内清"应之；天湿则以"内消"应之；天燥则以"内润"应之。如果操纵得好，理论上也可以完全抵消外环境（四季变化）的压力，就叫"四季脾旺不受邪"（汉张仲景《伤寒杂病论》）。

现代的环境学有一个基本理论，就是"能量转化与物质运动循环"，能量转化是物质运动循环的动力，物质运动循环则是能量转化的持续性保证。如果把"四象"看作"动力系统"，则"土"便是伴随而生的"物流系统"，"四象"与"土"便成为这样一种互动关系。

显然，这里会有两种偏差：大能量小物流是不行的，在医学上会得"慢性消耗性疾病"；小能量大物流也不行，如果机体动能不足，营养过剩，则肥胖、血脂过高、心脑血管疾病等等就离你不远了……

如此可知，对于生物体内环境（脾土）来说，"补"和"消"都是同等重要的。这也就是古中医之所以要把"仓廪"和"运化"这两个内涵集合于一体的原因。

有一点需要注意。由于我们在此所说的"内环境"是沿用了现代医学概念，就要指出在医学上，生物系统的"内环境"是有"层次"之分的：在"细胞层次"，是细胞外液；在"整体层次"，则又与"消化道的食物环境"有关。

我们要这样看待这一问题：最原始的生物是喷出消化液在体外消化食物的；只有进化得高级一些的生物才把食物的消化过程包裹到体内，也就是消化道。所以消化道中的食物本为"大环境"的一部分，现在为了区别于外，也叫"内环境"。

中医认为，这两个层次的"内环境"都与"脾土"有关。因为中医秉承玄学的唯动宇宙观思想，只要抽象运动的空间矢量模式一致便可归于一类。但对于两个层次，也不是完全没有区别：由于矢量模式虽然一致，但时空内容毕竟有所不同，便把整体层次的内环境称为"运化水谷精微"；把细胞层次的内环境称为"运化水湿"。

不少人以为中医概念全都含糊不清，那是因为没有明白中医的时空结构和逻辑结构。其实中医概念及其逻辑结构是十分严谨的。

以"脾土"为例，为了说明"内环境"在整体层次和细胞层次的时空区别，古中医特地创造了"五腑"和"三焦"这两个概念，以作为"时空属性的提示"。

"五腑"即"胃、小肠、大肠、膀胱、胆"，它们是"运化水谷精微"的场所；

"三焦"极为抽象，实则是"运化水湿（细胞外液）"的场所。

后世中医界往往只看到"五腑"分别与"五脏"对应的"表里关系"，比如"肝与胆相表里、心与小肠相表里、肺与大肠相表里、肾与膀胱相表里"等，却忽略了五腑和三焦同属于"内环境时空"即"土"的共性。其实古中医文献《黄帝内经·素问·六节藏象论》早就说过："脾、胃、大肠、小肠、三焦、膀胱者，仓廪之本，营之居也……此至阴之类通于土气。"

可见所谓"脏腑表里关系"，其实就是"生物矢量系统与内环境"的关系。中医的肝、心、肺、肾四脏分别代表着木、火、金、水四方面的生物矢量，其中"木气升发"对胆的疏泄有作用，"火气发散"对小肠的分清别浊有作用，"金气肃降"对大肠的传导有作用，"水气收聚"对膀胱的气化有作用。这些作用统一起来，其实就是"四象"对于"土"的生成与支持。

以此引申，则需纠正后世五行理论的两个重要偏差。

后世关于五行相生的理论是："金生水，水生木，木生火，火生土。"后世关于"五行相克"的理论是："金克木，木克土，土克水，水克火，火克金。"这一理论结构所组成的图形是"五饼二鱼"图，如图2－36。

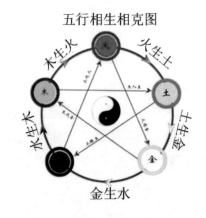

图2－36　后世有所曲解的五行相生相克图

这个结构的五行理论据说出自《归藏易》或《连山易》，但显然比五行的源流《河图》要晚了一千年以上。它并没有继承《河图》"两仪生四象"的思想，所以其中的"阴阳二鱼"与所表达的

"五行相生相克"没有必然逻辑联系，反而有着逻辑断点。而且更重要的是，它不符合自然热对流基本动态的矢量关系。也就是说，虽然它可以自成一种逻辑体系，却是对自然界一般能量运动的曲解。

毫无疑问，我们主要须纠正其中关于"土"的不够完全的生克关系：

并非只有"火生土"，而是"土为整体内环境，四象共同生土"。对此，汉张仲景《伤寒杂病论》曾说："阳明居中，主土也，万物所归，无所复传。"既然万物所归，自然也是四象所归。

同理，也并非只有"土生金"，而是"土生四象"。关于这点，《黄帝内经·素问·太阴阳明论》直接就说："脾者土也，治中央，常以四时长四藏……土者，生万物而法天地。"

以此看来，《黄帝内经》一般是主张"河图五行"的。但搜索各个篇章，"五饼二鱼"式的五行结构也时有掺杂或张冠李戴，可见《黄帝内经》实由多人撰写，其中未免泥沙俱下，鱼龙混杂，我们在逻辑上一定要有所识辨，切忌食古不化……

[小结]

中医历来主张"天人合一"的观点：一个稳态系统的状态与其环境是密不可分的。

于是，古中国的《河图》结构便把代表"升、降、出、入"稳态运动的四象系统与代表贴身环境的"土"结合到一起，组成一个全新意义的"五行"——稳态延伸体系，这是古中国人对于系统论的重大拓展。

这一体系不但有着原来"四象"延续下来的"木、火、金、水"相生相克，还有"土"与四象之间的"生杀予夺"关系。既错综复杂，又有条不紊，十分适合对于生物稳态的矢量分析。

二、自然热原因与自然热结果的时空延迟——"五运六气"的数学原理

承上所述，我们定会形成一个疑问：既然"河图五行"已经完整而系统地阐述了自然热对流各矢量的关系及其发生、发展过程，为什么又会出现"后世五行"（五饼二鱼式结构）呢？

这是因为我们的宇宙除了空间还有时间。在地球上，一个"自然热原因"（比如日照）造成一个"自然热结果"（比如气温）必定会产生一个时间延迟。注意，这延迟不仅仅是时间因素，还与空间内容有关。比如说，地球环境中不仅有气体，还有液体和固体，这就造成对于"气温"的热能传递不仅仅是流动性的热对流和热辐射，还包含着非流动性的热吸收和热传导。所以，"时间延迟"既与时间因素相关，也空间因素相关，确切地说应该叫作"时空延迟"。

那么，古人是怎么表达这个"时空延迟"的呢？

让我们重新考察一下"五饼二鱼式"的阴阳五行图，并且根据图中央"阴阳二鱼"的方位，添加"冬至"与"夏至"两个位置（图2-37）。

当我们添加了夏至、冬至两个方位之后，就可看出，图中的"阴阳鱼"方位不是任意设定的，阴鱼（黑鱼）的鱼尾尖部必须对准"夏至"，阳鱼（白鱼）的鱼尾尖部必须对准"冬至"。

为什么要这样呢？明程登吉《成语考》说："夏至一阴生，是以天时渐短；冬至一阳生，是以日暑初长。"

也就是说，阴阳鱼在这里，可以表达日照在一年里的消长程度：阴鱼的鱼尾对着夏至，表示夏至过后，日照渐短，"阴气"渐生，而这"阴气"的滋长程度，则与"阴鱼"的鱼身粗细成正比，直到冬至之时，鱼身最粗，表示日照最短；反之，阳鱼的鱼尾对着冬至，表示冬至过后，日照渐长，"阳气"渐生，而这"阳气"的

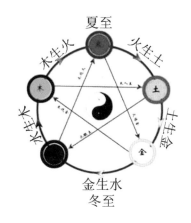

图 2-37　加了冬夏标志的"时间方位五行图"

增长程度，又与"阳鱼"的鱼身粗细成正比，直到夏至之时，鱼身最粗，表示日照最长。

　　好了，既然我们已经确立图中"五饼"的循环周期是一年，现在就来考察一下它们之间"相克"关系的合理内容。

　　我们知道，火为太阳，水为太阴，木为少阳，金为少阴。太阳和太阴为原始的阴阳，少阳和少阴是次生的阴阳。由于"日照"显然是原始的阴阳，所以我们姑且忽略少阴少阳的关系，只考察太阴、太阳即水、火之间的对立抗争关系。

　　为使概念明确，逻辑清晰，我们进一步规定"克"为因，"被克"为果。

　　从空间矢量方向相反这一点上我们已知"水火相克"，但"后世五行"只认同"水克火"，姑且如此，就从"水克火"的过程说起。

　　如果通过日照变化，以水为因，要去克火，这个行为发生将在什么时候？

　　或许有人会说，夏至？不！虽说"夏至一阴生"，但这个时候的阴气还处于弱小和挣扎的时期，焉能克火？"克"的玄学概念，是指"依仗时势压垮对方"。

不错，那么就是冬至了！这个时候日照最短，作为"水"才能充分地"倚仗时势"。

但是我们发现，"五饼二鱼图"中，"冬至"方位却是空的，"水"不在那里，为什么？

这就与"被克"有关了。被克的是"火"，显然，它要被压制得最小，才算"被克"。

一年里面什么时候最冷？冬至吗？不是！一年最冷的时日，根据实测应是二十四节气的"大寒"附近，即冬至后一个月。

于是，一部分古人就反果为因，误以为"水"最盛的时间点应该在这个位置。结果这些古人把"五饼二鱼图"中的"一周天"（一年）分为十等份，每个"饼"之间占有两份（计73天），而代表日照消长的夏至和冬至之间恰好五份（计182.5天），这被称为"天数有五"；但实际上大地的寒暑盛衰总比日照推迟1/10周天（计36.5天），比如最冷之日在冬至后36.5天，从"夏至一阴生"算起恰好六个份额（6/10周天，计219天），最热之日在夏至后36.5天，从"冬至一阳生"算起也恰好六个份额（6/10周天，计219天），这被称为"地数有六"。

应当指出，这种算法虽然有其道理，却是因果混淆的。由于"水"虽是克火之因，同时又自为其果左偏1/10周天，结果当"火"要反过来"克水"之时就克了个空，只能去"克金"，完全违反了能量交换与矢量分合的物理原则，实为大谬！

此外，由于水位与金位皆左移1/10周天，留出2/10周天的空缺便把"土"从中央移到边缘，本为"内环境"，却充当"一般矢量元素"，也是逻辑混乱，使得后人对五行的动态矢量性质再难清晰理解。

可见，我们对古人留下的理论，既要继承，也要深入理解和求证，去粗取精，去伪存真。

当然，我们在去粗取精的同时，也要肯定古人的超凡智慧，因为他们其实已发现一个前所未有的科学指标——"地球热缓冲系数"。只是，他们误将这属于"热传导"性质的指标叠加到"热对流"性质中去了。

若换成现代语言，古中国人发现的"地球热缓冲系数"可以这样描述：

设 T_{max} 为气温最热时间，T_0 为日照初升时间，T_1 为日照最盛时间，则有

$$T_{max} = T_1 + \frac{T_1 - T_0}{5} = \frac{6T_1 - T_0}{5}。$$

比如，夏天某日，日照初升时间为 5 点，日照最盛时间为 12 点，则一般说来该日气温最高时间为：

$$T_{max} = \frac{6 \times 12 - 5}{5} = 13.4。$$

换成 60 进制，即 13 点 24 分。各位读者不妨试试，与实际是否相符？

而如果将"日照初升时间"定义为 0，则本公式还可简化为：

$$T_{max} = \frac{6T_1}{5}。$$

这个简化公式通常用以推算一年的"气运"（季节性阴阳盛衰的因果规律）。由于式中明显有着"5"和"6"两个常数，古人便称其为"五运六气"。

该公式中，古人为了规避 T_0 不为 0 时导致计算复杂的情况，便引入了一种"相对时间算法"，其一便是"天罡地煞"之数。

天罡之"罡"有着"四正"之意，"乃天之真阳也，居于天中之天"（《道法会元·天罡说》），可理解为四季温度变化的原动力；而地煞之"煞"同杀亦同刹，有着对抗"天"之原动力的意思，可理解为一种"惯性阻力"，即来自"天中之天"的热能要想驱使

四季变化，就必须克服地球的"热惯性"。

要多久才能克服这种"热惯性"呢？根据前面"五饼二鱼图"的分析是十分之一年，如果一年约略定为360天（古人是这样定的），则是36天。所以，"36"便成为"天罡之数"。

冬至后36天，当地球的热惯性克服之后，"地气"才开始跟随"天之真阳"而升温，这过程经历了"五饼周天"的两个区间（从水至木至火），每个区间72天，共144天。所以"72"便成为"地煞之数"。

此时已到夏至，"天之真阳"盛极转衰，但"地气"因其"热惯性"却继续升温，又需一个天罡之数（36天）才能被克服。

而"地气"下降之后，也是经过两个地煞之数，才到"冬至"。此时一年完了，"天之真阳"衰极转盛，但"地气"由于"热惯性"还在继续下降，结果就重复着上一年的过程，又需一个"天罡之数"才开始复温……

若将这种"天地阴阳"的热矢量对抗过程用现代解析几何的方式表达出来，可如下图：

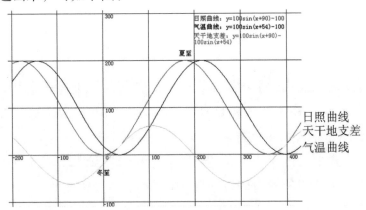

图2-38　地球热缓冲示意图

由图可见，"日照曲线"（天道）与"气温曲线"（地道）都是正弦曲线，它们相差36°相位角，即36天。并且气温对于日照而言，无论最低点还是最高点都滞后这个数。于是一年360天便总共存在着两个"天罡之数"和四个"地煞之数"，而在"天罡之数"的区间里，"天道"与"地道"的热矢量相反（此升彼降），属于"刚性对抗"（"罡"也有"刚"的意思）；在"地煞之数"的区间里，"天道"与"地道"的热矢量相同，属于"柔性对抗"。所以《易经》才说："**在天之道，曰阴曰阳，在地之道，曰柔曰刚**。"

然而图中还有第三根曲线，代表什么意思呢？这是古人的另一种"相对计数法"，叫作"干支循环"。

它的意义是这样的：

"干"为"天干"，意即"天之干涉"（日照变化），以10为基数，依次为甲、乙、丙、丁、戊、己、庚、辛、壬、癸；

"支"为"地支"，意即"地的支配"（大地热缓冲），以12为基数，依次为子、丑、寅、卯、辰、巳、午、未、申、酉、戌、亥。

若把天干与地支互相之间依照顺序两两组合，比如"甲子、乙丑、丙寅……"则当"癸酉"之时，十位天干已完成，十二位地支却还多出两位，若继续组合为"甲戌、乙亥、丙子……"以此循环，直至十位天干循环6遍，十二位地支循环5遍，才有再次"甲子"碰头的机会。

此时 $10 \times 6 = 60$；$12 \times 5 = 60$，所以刚好形成60对组合（西方数学称为"排列"）。应当注意，由于每10次组合，地支循环便滞后天干循环两位，所以60组合之后，虽然"甲子"可以重新碰头，其实地支已滞后天干12位；如果用以计算天数，则半年180天时，地支滞后于天干的总数便达到 12 天 $\times 3 = 36$ 天。这刚好是一个"地球热缓冲系数"的值。

可见，所谓"干支循环"其实是古人把"气温曲线"追随

"日照曲线"的变化过程（半年过程）分为三段来考察了。

为什么要分为三段来考察呢？

由图中第三条曲线（干支差曲线）的形状直接就可以看出，这是为了获得"天地阴阳差"即"气温曲线"与"日照曲线"变化率差别的规律。

以上半年为例，第一个甲子循环 60 天，日照曲线与温升曲线的变化率之差是一个迅速地逐日拉大的过程；第二个甲子循环 60 天，日照曲线与温升曲线的变化率之差处于缓慢地先大后小，总体上呈现持平的阶段；第三个甲子循环 60 天，日照曲线与温升曲线的变化率之差则是一个迅速地逐日缩小的过程。

知道这个有什么用？或许民间的"阴阳师"会根据这个来推算每日的"凶吉祸福"；但在中医学上，主要是根据它来逐日判定人体为适应季节更替而产生的新陈代谢变化曲线，与实际日照变化的差距。中医是讲究"天人相应"的，由于每日的"天人差距"不同，最适合针灸的穴位也就不尽相同。

或许有朋友会问："前面讲的不是'天'与'地'的'热原因'与'热结果'差别曲线么？怎么又与'天人相应'有关了？"

事物都是普遍联系的，一切生物只要生活在地球上，就必须使自己的新陈代谢随着地球的寒暑变化而改变。但生物的新陈代谢改变并不能瞬间完成，必须有一定的前期预算，这就是"生物钟"。生物钟根据什么来获得反馈信息？如果根据已经产生的气温变化，显然来不及；只有根据先期的日照变化做出调整，才能使延后的新陈代谢变化曲线，恰好与地球"热惯性滞后"的气温变化曲线基本同步。

这种理论有实证支持么？有。凡是养过鸡的朋友都知道，母鸡一到冬天就会减少产蛋量，即使鸡窝十分温暖也同样。但如果使用人工强光追加照射鸡眼，就会使母鸡误以为日照已经增加，冬天已经过去，从而重新增加产蛋量。

　　可见日照对于地球生物乃至人体正确获得自然信息何等重要！所以古中医养生理论就非常重视人的起居与自然日照同步，如《黄帝内经·素问·四气调神大论》说："春三月，此为发陈，天地俱生，万物以荣。夜卧早起，披发缓形，广步于庭，以使志生。"

　　从而，精准地根据日照变化，来推算人体阴阳变化（新陈代谢变化），才是古人设立"甲子循环"的基本意义。

　　但这里存在一个关键问题：每年的"甲子日"究竟从哪一天算起才更准确？

　　汉张仲景《伤寒杂病论》说："冬至之后，甲子夜半，少阳起。"又说："少阳之时，阳始生，天得温和。以未得甲子，天因温和，此为未至而至也；似得甲子，而天未温和，此为至而不至也；以得甲子，而天大寒不解，此为至而不去也；以得甲子，而天温如盛夏五六月时，此为至而太过也。"可见这一天无论对于"把握天地"还是判断疾病都极为重要。

　　但这一天究竟是"冬至之后"多少天？目前无论民间还是中医界都莫衷一是。通常所采用的办法，是死板而教条地从上一年的甲子组合延续计算，而我们知道以甲子循环推演的"一年"其实是近似数，只有360天，而实际一个太阳年则是365又1/4天，由于每年误差高达5.25天，年复一年下去，"冬至之后"距"甲子日"的差距便可高达1～59天！以这样大的误差，想要判断"阳始生、天得温和"的"至与不至"又或"太过不及"均不可能，其实也违反古人的本意。

　　关键在于，后世人们对于古代的"天干""地支"严重曲解了。它是代表"神与鬼"的干涉和支配吗？不是！它是代表"某些遥远星体"对地球气候的影响吗？也不是！我们知道，对于"遥远星体"来说，无论光照还是引力，都是"与距离平方成反比"的，能够到达地球的场强微乎其微。一般情况下，外界唯一能够影响地球气温的能源就是日照。所以，"天干"和"地支"的唯一解释就是"日照"与"地球热缓冲"的关系。

既然如此，那么每年的"甲子日"起始点显然就是图中第三条曲线（干支差曲线）首次为0的点——冬至后18天。因为根据图中的解析计算，在这一点上，"日照函数"与"气温函数"相减为零，而"甲子"的本意便是指征这个"干支差"的零点。

采取每年固定的"甲子日"，既能明确逻辑，又能便于计算。强烈建议我国中医界采用这种算法。

毫无疑问，对于地球北半球（北温带）来说，每年的日照转强都是从冬至这天开始的，每年的日照转弱都是从夏至这天开始的。至于平均每年气温最高和最低的日子是在夏至与冬至之后36天左右，也大致能够肯定。虽然对于局部地区的实际气温来说，由于各种气象因素，会产生一些延迟或提早的误差，但那些都是或然的、随机的。"五运六气"给我们指出的是一种"地球热缓冲"的必然规律，我们不能因为一些随机的原因，就否认它对于日照变化和气温变化的全局性把握。

还应指出，"五运六气"虽然代表着极为重要的"地球热缓冲规律"，却不是"五行生克"原理的范畴，这一点必须明确。虽然二者都是关于自然热运动的规律，但"五运六气"的物理原因是"热传导"，"五行（四象）相生相克"的物理原因是"热对流"。大哲学家费尔巴哈曾说："东方人看到了统一，却忽略了差异。"我们必须纠正这个错误。所以，我们必须注意到"五饼二鱼结构"与"河图结构"的物理差异，把它们作为两个原理来研究，才是实事求是的态度。

[小结]

传统的五行结构有两种，一种是"土"在中央的"河图结构"；一种是土在周边的"五星结构"（五饼二鱼结构）。

河图结构（四象五行）主要阐明宇宙运动的空间规律，物理基础是

"热对流"。

而五星结构（五运六气）则是古中医对于宇宙热运动时间规律的一种表述，物理基础是"热传导"。它虽然借了"五行"的名头，但并非"四象五行"空间运动的一部分，只是一个"日照与地球热缓冲系数"：

气温最高时间 =（6/5）日照最大时间。

这个地球热缓冲系数对于中医的主要意义，在于它揭示了"伏气"即人体生物钟的长期节律。

值得注意的是，"五运六气"与"四象五行"分属不同概念，我们在阅读古籍时不可混为一谈。

三、我们的时空究竟有几维——热对流基本矢量的时空挤占与时空退让

（一）人工维度与自然维度

从前面的分析可知，所谓"阴阳五行原理"其实也就是一种抽象于时空变化的原理。因此，我们就有必要对所谓"时空"的本质及性状进行一番深入探讨，以便解决"阴阳转化"或"四象五行相生"过程的能量计算问题。

我们曾谈到，自然热对流"环状翻滚"模式可以等效为超弦理论"闭合弦振动"模式，而超弦理论"闭合弦振动"模式也可等效为自然热对流"环状翻滚"模式。

超弦理论认为，宇宙有着远超于目前"三维空间"之外的"额外卷曲空间"，总共可有十维。若再加上所谓的"时间维"，便是"十一维"。

那么，如果根据古中国阴阳五行理论计算，我们的时空真有那么多维度吗？

这首先要看，我们平常所认定的"维度"，是西方概念，还是古中国概念？换言之，它所代表的是"人工维度"，还是自然维度？

古中国衡量宇宙空间，通常采用"六经"或者"六合"概念，即"四方上下曰'宇'，往古来今曰'宙'"。至于所谓"维度"之说或者"三维空间"的算法其实是西方传过来的。

中世纪的古西方，人们普遍信奉"上帝创造世界"，即使进入今世纪，仍有不少科学家依旧信奉上帝。而"上帝"又是被人们赋予相当"人格化"的一个神。从而人们想象中的"上帝造物"，也就同样需要依照"人工造物"的计算方法，才算"全知全能"。

"人工造物"是怎样进行的呢？人们想要制造一个机器零件，标准化的生产依靠机床。以"牛头刨床"为例，其刀具的第一个基本动作就是沿 Y 方向做往复进退运动，首先在工件上画出一条纵线，这便是"一维空间"（直线）；然而人们既然使用刨床加工，就并非只要一条线，所以这刀具并非只能往复进退，还有着一个沿 X 方向逐渐平移的行程：一边往复进退，一边逐渐平移，集无数条密集而平行的直线，便在工件上集合成一个平面（"二维空间"），可见所谓"二维空间"（平面）其实是 N 个"一维空间"（直线）的积分；同理，有时人们并非只要一个简单的平面，还需要使工件界面有着深浅起伏的变化，于是这刀具便有了沿 Z 方向的第三个行程——进刀深度，从而使工件进一步产生立体改变，即"三维空间"。

毫无疑问，通过"人工造物"我们发现，既然"二维空间"是由 N 个"一维空间"积分而成，那么"三维空间"也同样是由 N 个二维空间积分而成。也就是说，我们的三维空间，其实包含着千千万万个"一维空间"与"二维空间"。说它们是"卷曲"着也好，"压缩"着也好，这并不奇怪，因为它们都是三维空间在不同程度上的微分。比如你因"腰椎间盘脱出"而去医院做 CT 检查，医生就会在你的某个腰椎间隙，依次分层连续拍下 N 个断层图片。而你并不会由于几毫米宽的腰椎间隙竟存在那么多个二维空间而感到惊讶与不适，因为这早在我们的常识之中。

但问题是，在我们所认识的三维世界之外，另有空间么？换言之，它是不属于现实三维空间所微分的、独自存在的"维度"，或曰"平行世界"？

这个问题看起来很深奥，其实很简单。

假如你认定"上帝创造世界"，那是会有的。因为"上帝"或许和人一样习惯，先造一维、二维空间，然后再造三维空间。那么哪一天他忙不过来，造了一维却没有造二维，或者造了二维却不想造三维，宇宙中岂不就游离出许多一维、二维的"空间碎片"？

著名的宇宙物理学家霍金在他《时间简史》一书中甚至论证了一下这种"独立的二维空间"能否生存一匹马？结果是不能。因为"如果有一条穿通全身的消化道，那么它就将这生物分割成两个分开的部分，我们的二维动物就解体了"（图2-39）。可见西方科学家的思维实在非比寻常……

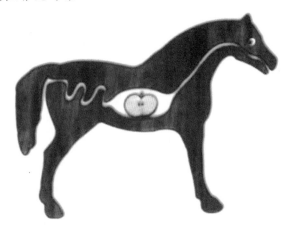

图2-39　西方科学家想象中独立二维空间的生物

然而我们知道世界并不是"上帝"创造的，而是自然形成的。其实只要认定"自然造物"，一切忧虑和担心全为无稽之谈。

因为自然造物不是"上帝造物"，也不是人工造物，不会先从

一维、二维开始，然后再成三维空间，而是一开始就出现三维空间，再因"对称性破缺"而衍变出"一维""二维"的形状。

这样说有根据么？有。

首先从宏观世界来看，我们的宇宙是怎么来的？由"大爆炸"所形成。而前面我们分析过，热性爆炸最初必定是一个各向同性的"球状膨胀"。就目前科学界所探测到的"微波背景辐射"来看也是同样，当初的"宇宙大爆炸"正是"在大尺度上各向同性"的。所以"宇宙大爆炸"最原始的杰作就是一个"球状膨胀"空间，这点毫无疑问。

再从微观世界来看，目前科学所认定的最原始的物质粒子是什么？希格斯玻色子。由于它"最早被造出来"，也被一些人称为"上帝粒子"。而它在整体上有什么样的可观测性状？"自旋为零"！用通俗的话说，就是它无论怎样翻过来、掉过去，从任何方向看都是一个样子。而要做到这样，就只有处于"各向同性的中心对称稳态形式"的微观球体才符合条件。所以，微观世界的原始形状也是"球状空间"。

由此可见，"球状膨胀"——各向同性的中心对称稳态形式，才是自然界从无到有首先出现的空间形式。换言之，从某种意义来说，这才算"自然一维"空间，但是按传统的"人工维度"却是"三维"？

这是一个很有意思的事情：人们总以为"一维"是简单的，"三维"是复杂的，"造物"总要先出简单的，再出复杂的；然而自然界的实际操作却恰恰相反，以"三维"为简单，以"一维"为复杂，焉有此理？

[小结]

我们现在用以概括空间的所谓"维度"，不过是一种"人工维度"，而且是自然界不太承认的"维度"。而"自然造物"对于时空另有其维度算法。所以，对于"自然造物"很简单的事情，人类看起来复杂；对于"自然造物"很复杂的事情，人类看起来简单。

这是一个发人深省的问题：目前科学界关于时空"维度"的看法过于主观，可能违背自然法则。

对于中医而言，这绝不是一个可以忽略的问题。因为玄学的阴阳之道从一开始就是以立体空间的矢量形式表达的，那么，如果宇宙"造物"始于西方科学界所说的"独立一维空间"，就将"证伪"阴阳理论。究竟谁对谁错，必须分析清楚。

（二）宇宙热运动创造世界

关键原因，是一个科学界长期忽视的道理："自然造物"并不采用人类工具及其算法，而是依靠宇宙热运动而完成。

这个"宇宙热运动"已非传统的"布朗运动"或"不规则运动"概念，而是本文之前以阴阳原理所概括的，从各向同性的"球状膨胀"起始，并因"对称性破缺"而向"轴对称稳态形式"演变的全过程。由于它是从"球状膨胀"开始，所以制造一个立体球反而是最简单的。很显然，关于这一过程我们不得不承认它是"热运动"，然而它一旦涉及宇宙起源领域，就已大大超越了传统定义的"分子与原子的不规则运动"范畴，而成为"能量释放与时空扩张的自然衍变"，要称为"广义热运动"或"广义热对流"才更为贴切。

同时，这样的热运动不仅超越了以往的"不规则"定义，反而从全局看是极有规律的。比如说，"物理学把物体内所有粒子热运动的动能与粒子势能的总和叫作物体的内能"，这"内能"难道是没有规律的能量吗？

关于这种宇宙热运动衍化规律，尽管西方科学界长期忽视并且没有定义这一范畴，古中国玄学却早有定义，那就是"道"。

以"道"论之，"内能"中的势能和动能没有不可逾越的界线，无非阴阳关系而已。宋周敦颐《通书·动静》说："阴阳，本一气也。阴气流行即为阳，阳气凝聚即为阴。"可见它们都是广义热运动的一部分。

"夫五运阴阳者，天地之道也。"阴阳五行是"道"，"道"是广义热运动和广义热对流，即"能量释放与时空扩张的自然衍变规律"。那么，在此基础上，万物由"道"而生，玄学与自然科学就能接轨了。

[小结]

"自然造物"的显著特点在于，它是通过"宇宙热运动"而完成的。而这种宇宙热运动一旦参与造物（构成稳态），就已不限于"分子与原子不规则运动"的传统概念，而扩大为"广义热运动"概念——"能量释放与时空扩张的自然衍变过程"。

（三）时空衍变的能量守恒规律

在玄学原理中，阴阳五行的"相克"是比较容易理解的：相克的原因在于矢量相反。

但它们的"相生"就不那么容易理解了。虽然我们用自然热对流运动为例做了一般性概括，但仍有很多物理现象目前是超脱于"自然热对流"之外的，所以本篇还必须从空间衍变的能量守恒角度进行深刻论证，才能使"阴阳五行相生相克"真正成为宇宙变化的一般性原理。

前面我们已用"广义热运动"替代了传统热运动的"不规则运动"概念，指出一切热运动都具有"太极生两仪、两仪生四象"的宏观规律。现在就让我们从物理学和数学上进一步求解。

1. 时空截面与"周天占位角"

凡是金工师傅都知道，如果要用人类的机床制作一个立体球，不仅计算复杂，而且操作复杂：在刀具冲程、平移行程、进刀深度，即 Y、X、Z 三个方向都必须采用曲线函数；然而大家未必想到，对于自然界（宇宙热运动）来说，却是"最简单的"，无论"实际操作"还是所谓的"计算"。

不信且看：在自然界的"实际操作"中，无论是宇宙星球还是微观粒子，均以球体居多，这是不争的事实。但为什么说"计算"也是最简单的呢？

关键在于，我们人类在传统上把立体球归于"三维空间"，其实是强加给它了一个 XYZ 立体坐标系；但若宇宙中真有一个完全各向同性的球状空间，而我们人类又在其中的话，其实是分辨不出 X、Y、Z 方向的。真正各向同性的球状空间不能建立直角坐标系，因为它"太简单了"，简单到只有一个方向，那就是"内外方向"（向心、离心方向）。

比如说一个太空实验室（微重力环境下）的火球，将它作一个任意的空间截面，都只有如下的矢量形式（图 2 – 40）：

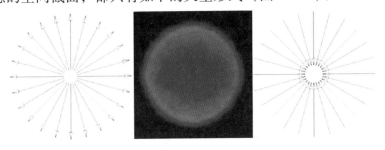

图 2 – 40　太空火的热膨胀矢量各向同性

如左图，假如我们把每个箭头定义为矢量 1、矢量 2……矢量 N，您能指明哪一根矢量是 X 方向、哪一根矢量是 Y 方向吗？

显然不能。因为在"各向同性"的情况下，它们都是一样的。

那么，不能分辨方向，是否就无法知道它们的动能了？正相反。

首先，我们设定每根矢量具有同样速度 v（如果不同，那就不是"各向同性"了）；其次，我们再设定每根矢量携带相同质量（如果不同，那也不是"各向同性"了）；再设全体总质量为 M，则有公式如下：

由于每根矢量的动能分别为：

$$E_分 = \frac{1}{2}\frac{M}{n}v^2;$$

则向外的动能总共为：

$$E_阳 = n\frac{1}{2}\frac{M}{n}v^2 = \frac{1}{2}Mv^2。$$

之所以称为 $E_阳$，是因为这里的总和计算，其矢量方向都是向外的。而根据阴阳原理，在一个稳态的球状空间里，既有向外的矢量，那就必有向内的矢量（如上方右图），它与左图所示大小相等，方向相反。于是，就还有一个：

$$E_阴 = n\frac{1}{2}\frac{M}{n}(-v)^2 = \frac{1}{2}M(-v)^2。$$

从以上过程可以看出，这样的计算其实很简单。并且，还可以进一步简化：

由于各向同性、阴阳平衡，如果我们任意选取图中一个箭头的矢量，并把总质量施加给它，就能得到全局（广义热对流层面的）总内能：

$$E_总 = Mv^2。$$

这一简化算法并非孤立，也并非别出心裁，而是代表了一种自然现象，它提示我们：**在各向同性的宇宙空间中，每一个局部都含有全局信息。这可称为"宇宙信息统一论"。**

宇宙信息统一论在现代中国早有人提出，然而那只是哲学表述。本文在此的表述方式，则是要让它在物理学上无懈可击。

具体地说，**在一个各向同性的热膨胀空间，就其任意的空间截面来看（如图），每一个局部矢量所占位置，都是空间截面总角度**

（360°）的微分。由于各向同性，所以每一个分矢量都具有相同的量和相同的性质，并且把任意一个微分的能量乘以 N，就是总能量。

同理，如果把这个微分与空间截面的总角度相比，就是**周天占位角**，它表达了热膨胀过程中各分种矢量的能量与空间占位的关系：

能量比 = 角度比。

当然，在各向同性的球状空间，由于各分矢量并无差别，唯一有差别的是它们的方向分为向内（阴）、向外（阳），所以在各向同性条件下"周天占位角"的主要意义是指出阴的能量与阳的能量，其等效空间形式是各占 180°。

何以见得？且看上图。如果我们把左（阳）、右（阴）两个图式重叠在一起，便为如下式样（图 2 - 41）：

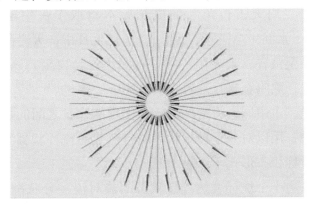

图 2 - 41　阴阳重叠的太空火矢量模式 A

再把向外的箭头（阳的矢量）和向内的箭头（阴的矢量）各自归到一边（即阴、阳分别积分）便为下图：

图中红色为阳，黑色为阴，明显可见，它们各占 180°。当然，古中国典籍更喜欢画成太极图（如图右所附）形式，其实意义是一

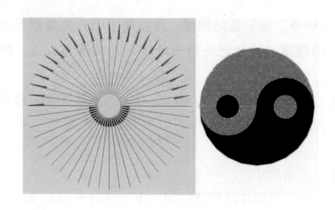

图 2-42   阴阳重叠的太空火矢量模式 B 与太极图

样的。

　　同时，"周天占位角"不仅仅用于说明各向同性的空间能量比值。

　　本文的"周天占位角"的概念原本萃取于古中国典籍，如《黄帝内经·素问·金匮真言论》："平旦至日中，天之阳，阳中之阳也；日中至黄昏，天之阳，阳中之阴也；合夜至鸡鸣，天之阴，阴中之阴也；鸡鸣至平旦，天之阴，阴中之阳也。"

　　在这里，古中国人将地球自转而出现的一日之间的热能释放过程高度抽象，用以对照于理想状态的自然热对流环状翻滚模式，这已属于轴对称稳态形式了。见下图：

　　图中左边半个烧杯表达理想状态的热对流"环状翻滚"，右边则是将这一"环切面"高度抽象化的古中国式的"矩形内切圆"坐标系（等效于现代直角坐标系）。

　　当我们把图中四个切点连接成两条直角线时，就可划分出空间占位角各为90°的四个象限。

　　其中"平旦至日中"为第一象限，其圆运动轨迹的变化率是由"木"与"火"的即时值比率所构成，而火为阳，木亦为阳，所以该象限（占位角）称为"阳中之阳"；"日中至黄昏"为第二象限，

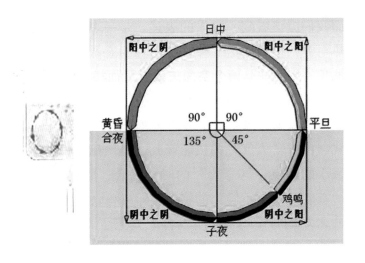

图 2 - 43 周天占位角

其圆运动轨迹的变化率是由"金"与"火"的即时值比率所构成，而火为阳，金却为阳，所以该象限（占位角）称为"阳中之阴"；"合夜至鸡鸣"为第三象限，其圆运动轨迹的变化率是由"金"与"水"的即时值比率所构成，而水为阴，金亦为阴，所以该象限（占位角）称为"阴中之阴"；"鸡鸣至平旦"为第四象限，其圆运动轨迹的变化率是由"木"与"水"的即时值比率所构成，而水为阴，木却为阳，所以该象限（占位角）称为"阴中之阳"。

然而这一段古典文字一旦"数学化"，估计不少朋友会产生异议：首先，地球自转与自然热对流"环状翻滚"在物理上是两回事；其次，"黄昏"的位置是否等同于"合夜"？如果不等同，则其中会有"空缺"；再次，"鸡鸣"究竟在什么时候？如果鸡鸣并不在合夜至平旦弧线的中点，则"合夜至鸡鸣"便超出了第三象限范围，其"周天占位角"将比"鸡鸣至平旦"大许多，在逻辑上合适么？

本文认为，首先，地球自转与自然热对流"环状翻滚"模式，物理上确实不能混为一谈，在这一点上，古人的认识难免有些粗浅。然而我们应该看到，古人的表述，是一个高度抽象化的概念，而自然热对流归根到底是一种"轴对称稳态形式"，这种形式若加以极端抽象，则无非是**两个空间矢量交叉而相互作用**，其中一个矢量向外（内），另一个矢量向上（下）。

于是古人认为，只要有相似的交叉矢量，也能组成相似的空间推演模式。由于"人气"的热能释放过程，有着整个白昼加大，整个夜晚减小的特点，与"火"的时段吻合；而"天气"的热能释放过程，有着"过午不候"的特点，即鸡鸣以后渐热，日中以后渐凉，与"木"的时段吻合；所以古人就把"人气"的热能释放相似于火（水）矢量，把"天气"的热能释放相似于木（金）矢量，二者交叉而共存，以此进行极为抽象的推演，虽然"张冠李戴"，但在根本逻辑上并不违背"运动形式相似则运动原理相同"的玄学原则。

其次，"矩形内切圆"的图形是自然热对流"环状翻滚"的抽象模式，而自然热对流属于"轴对称稳态系统"，它是从各向同性的中心对称稳态空间"破缺"而来，**其新增的矢量（木、金）之所以有其占位空间，是因为它对原有空间（火、水）进行了"挤占"，原有空间因其挤占而"退让"**。所以从根本上说，自然热膨胀过程并无"空缺"之虞，至于"黄昏"与"合夜"之差，也只是一种中文特有的句法，黄昏过后即为合夜，二者共组时间交接点。

再次，根据常识我们知道，我国大部分地区的"鸡鸣"确实不在子夜，通常是在天亮（平旦）前一个半时辰，除非是某人刻意所为的《半夜鸡叫》，呵呵。显然，这样一来，"合夜至鸡鸣"（阴中之阴）的时空段就大大超出了"第三象限"范围，也极大地"挤占"了"鸡鸣至平旦"（阴中之阳）的时空占位角。这是否违背数学原理和阴阳平衡原则？

不违背。其实所谓角度平均的"象限"，只是一种人工规定，并非（广义）自然热对流运动不可逾越的屏障。对于"自然一维"（各向同性的中心对称稳态形式）向"自然二维"（轴对称稳态形式）的时空变换来说，只要其轴向空间截面符合以下公式，就是能量守恒的：

∠木 + ∠火 + ∠金 + ∠水 ≡ 360°。

所以，虽然"阳中之阳""阳中之阴""阴中之阴""阴中之阳"各自的占位角有大有小，但只要所有的角度合起来等于"一周天"（360°）就是合理的，这个理便是物理学的"能量守恒"。

比如，在上图（图 2 – 43）之中，"天之阳"包括"阳中之阳"和"阳中之阴"两部，它们各占 90°角，合起来是 180°；而"天之阴"包括"阴中之阴"与"阴中之阳"两部，虽然"阴中之阴"占位 135°角，但"阴中之阳"却只占位 45°角，它们合起来也只有是 180°。从而：

天之阳占位角 = 天之阴占位角，

总体上的"阳阳平衡"是守恒的。

当然，前述平旦—日中—合夜—鸡鸣的"天人合一"时空热能释放模式，并非标准的自然热对流。如果把这个公式应用于标准的自然热对流分析，则会更为明了。

什么是标准的自然热对流？前几节我们曾做过"太空烛火"与"地球烛火"的对比分析，就以此为例。

如图，我们知道地球烛火的火焰形状是近似于椭圆的圆锥体，如果我们沿它的纵轴切面，再外切一个矩形，就成为"古中国式的矩形内切圆坐标"（图 2 – 44）。

粗略的方法，只需在这个坐标上添加"对角辅助线"，就可看出，水、火、金、木的"周天占位角"是不均等的（下方左图）。对角线的上、下两方是火、水的占位角，对角线的左、右两方是木与金的共同占位角，很显然它要比水与火相加的角度更大。这说明在地球烛火能量中，用于向上的动能明显大于向外的动能，所以火

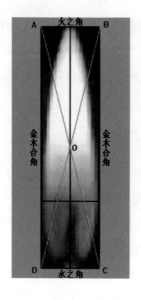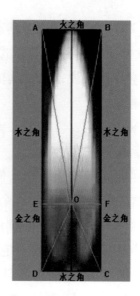

图 2－44　周天占位角的几何计算

苗才是以上窜为主的形态。

但这只是粗略的角度计算，它还无法算出金与木分别占有多大角度。精确的计算如下（上方右图）：

首先找出火焰中心（重心），对于上窜的火苗来说，火焰中心通常偏下。将矩形与火焰曲线的切点作垂直交叉线，其交叉点便可视为火焰中心。

再由该中心与矩形四角相连，则有：

∠AOB 为"火"的占位角；

∠COD 为"水"的占位角；

∠AOE＋∠BOF 等效为"木"的占位角；

∠DOE＋∠COF 等效为"金"的占位角。

在这里明显可以看出，

∠木＞∠金；

∠水＞∠火。

然而这是必然的。我们知道"地球烛火"原本是"太空烛火"

演变而来，太空烛火本为正圆形，现在地球烛火却为长锥形，则空间变换时 Y 方向必有增量（Y = R + △木），X 方向必有减量（X = R − △火）。

再假如忽略地球上氧化反应增加的因素，并设定太空火焰与地球火焰能量相等，则如此空间变换必然是能量守恒的：即"木"的能量系由"火"的能量转移而来；"金"的能量系由"水"的能量转移而来。于是反应在图中，便有如下关系：

∠木增大时，∠火减小；

∠金增大时，∠水减小；

反之亦然。

从而，玄学上常把木与火、金与水的这种关系称为"子母关系"，实为"空间能量守恒关系"。

并且还可看出，在此图中虽然木、火、金、水各不相等，然而

∠木 + ∠火 = 180°；

∠金 + ∠水 = 180°。

如果把木、火皆归为阳，把金、水皆归为阴，则

∠阳 = ∠阴。

同时，

∠木 + ∠火 + ∠金 + ∠水 ≡ 360°。

由此可见，**当自然空间体系由"各向同性"转为"对称性破缺"时，如果排除额外能量参与，则空间总能量必定是守恒的。**

这一定律的主要意义在于：以往我们认为阴阳五行只能定性，不能定量，现在我们只要知道了这支烛火的总能量，就能算出它在木、火、金、水各分矢量中的比率。

[小结]

"时空截面"是古中国人用以观察稳态体系的四象占位（以太极为中心的空间立体角），从而判断其能量多寡的一种数学方法：在具有对称性

质的自然稳态体系中，过太极点作一纵向的时空截面，则"阴阳四象"的占位角大小与各自能量成正比。

---

2. 时空截面与"等效能量面积"

承前所述，在各向同性的热膨胀空间截面中，由于在各个角度的空间矢量都是一致的，所以这个空间能量其实还有另一种表达形式，就是将热能表达为总体上的动能（膨胀能）。

如果我们把这一热膨胀球的半径 R 视为"膨胀速度"，显然便有：

$$e_{动} = \frac{1}{2}mv^2 = \frac{1}{2}mR^2。$$

而我们知道，当这个各向同性的热膨胀球变形为上窜的火苗时，在 Y 方向会产生一个增量（Y = R + △木），X 方向会产生一个减量（X = R − △火），如果该过程并无额外能量参与，怎样用数学公式表达这种能量守恒关系呢？

我们发现，在各向同性的空间截面上，所谓"能量"（$e_{动} = \frac{1}{2}mv^2$）其实可以表达为"两个垂直速度所构成的等效面积"（请见下图）。

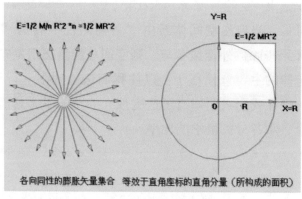

图 2−45　等效能量面积的计算 A

而这一点在轴对称稳态的空间截面上依然有效。也就是说，当（$R+\triangle$木）（$R-\triangle$火）$=R^2$ 时，能量就是守恒的。即

$$e_{动}=\frac{1}{2}mR^2=\frac{1}{2}m（R+\triangle木）（R-\triangle火），$$ 这可称为"**木火转化公式**"（见下图）。

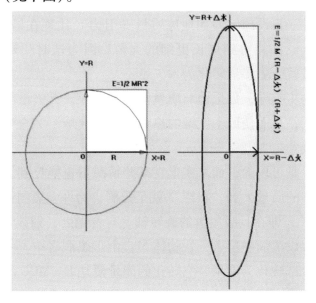

图 2 – 46　等效能量面积的计算 B

[小结]

　　"等效能量面积"是基于动能公式中的速度平方项衍化而来的概念。这一概念的意义在于当稳态系统的空间形状发生改变之后，如何观察其能量守恒与能量转移的状况（即"阴阳四象"中子母相生的状况）。

　　这一概念也将为以后的进一步探讨做出铺垫。

3. 极限的探讨——假如"火"全部转化为"木"?

我们知道，一个太空微重力环境下的热膨胀球（火球），移到地面就会变为上窜的火苗。这是由于原本各向同性地膨胀和收缩的矢量（火、水）在地球引力下派生出升浮与沉降的新矢量（木、金），并挤占了一部分原有系统的时空所致。

如果进一步设想，假如地球质量（引力）比现在增大若干倍，会怎么样？或许能得到更长更细的火苗！因为这时相对浮力更大了，火矢量就会更多地转化为木矢量。

再进一步推导，如果地球质量增大到极限，火矢量能否全部转化为木矢量，从而使原本三维的热膨胀球（火球）完全变形为一维的一束光线？

理论上是可以的，而事实上在某些情况下也能见到。我们知道宇宙中星体的质量大到"极限"就是黑洞，而许多黑洞都能观测到"轴向喷射"，即在其吸集盘的旋转轴上有着光束（射线）放射。

我们假设黑洞中落入一块物体 M，由于黑洞之中，一切物质都会解体，全部转化为能量，它转化的能量便是 $E = MCC$。

如果不考虑黑洞的约束力，这个能量团块就会成为一个各向同性的球状光源，由于光速为 C，那么一秒钟之后，这个球半径 R 按理就膨胀为 C，即 $R = C$。

但是，黑洞环境内是不允许它自由膨胀的，却允许它向两极方向喷发，于是它的空间形式就必须变形，由半径为 R（等于 C）的球变为向两极延伸的直线。

在能量守恒的前提下，这个形状怎么变？

我们注意到，对于半径为 C 的膨胀球来说，如果对其空间截面建立一个直角坐标系，其两极方向为 Y，其赤道方向为 X，则其能量形式也可以视为：

$E = MCC = MXY$。

只要 $XY = CC$，其形变就是能量守恒的。

假如光速可以无限加大为 max，这种变形就很简单了：只需将空间截面的 Y 轴延长为 max，将 X 轴缩短为 min，并使得（max）（min）＝CC，能量守恒的变形就成了。

然而遗憾的是，光速 C 是不可增大的！

那怎么办？好在我们还注意到，爱因斯坦告诉我们："空间是可以弯曲和折叠的。"

如果我们把 X 轴的空间折叠 N 次，使得 N（min）＝C，就能符合黑洞给出的赤道压缩条件，同时也能保持能量守恒。因为这时的能量为：

E＝MCC＝MCN（min）。

于是，黑洞的光运动便是两个矢量的结合：在两极方向，它以速度 C 前进；在赤道方向，它以 C 速做了 N 次往复运动。

一边前进，一边横向往复振动，这种综合运动方式就是"横波"。对于这个横波来说，其频率 F 与空间折叠的次数的关系恰好是 2 倍数，即：

N＝2F。

其实我们早就知道光就是一种电磁波，而电磁波就是横波。所以黑洞压缩造成的波叠加在原有的光波之上，也就极大地缩短了波长，使普通的光变成了伦琴射线乃至伽马射线（这符合事实）。

而其最终公式只需把空间折叠次数 N 变为频率 F 即可：

E＝2MCF（min）。

通过这个公式我们可以悟出，对于光来说，频率越高，能量越大，这是真理。而在真理背后，其实代表着它们占有"压缩空间"的大小。

由此可见，所谓"一维空间"在人类看似简单，其实却是一种比"正常三维"更为复杂的空间形式，无论其空间折叠度还是能量算法皆然。而在自然界（自然维度）来看，这显然是属于"自然二维空间"——"轴对称稳态形式"的极限态。"人工维度"与

"自然维度"究竟谁是谁非，至此也算一目了然了……

[小结]

本节是关于稳态系统时空变形的一种极限性探讨，目的是运用阴阳五行原理把物理学的两个能量公式（$E=MCC$ 与 $E=\hbar f$）融为一体，以证明阴阳五行原理的普适性。

同时也证明了"自然维度"的合理性：球状空间（三维）是简单的，线状空间（一维）是复杂的。

---

4. "等效能量面积"的物理学意义

以上推论是运用"等效能量面积"这一概念而计算出来的，当然，我们是用其纯数学意义。之所以这样运用，是因为它可以使很多有关能量的复杂问题变得直接与简化。

然而，这种"破天荒"的运用，虽然在数学上无懈可击，毕竟会使人感到疑惑："什么叫'等效能量面积'？它是否具有真实的物理学意义？"

有的。

我们且从爱因斯坦的质能转换公式说起：

$$E=mc^2,$$

这一公式是表达物质质量全部转化为能量的情况。其实我们或许会有这样的疑问："既然质量全部转为能量，那么质量就没有了；式中的光速 c 也说明，有质量的粒子是达不到这个速度的，只有 0 质量的光子才行。那么在此（全为光能）情况下，式中的 m 继续存在又代表什么意义呢？"

我们不妨把上式做一变形，首先移项：

$$\frac{E}{c_2}=m;$$

然后两边除以 4π，则有：

$$\frac{E}{4\pi c^2} = \frac{m}{4\pi};$$

而我们知道，这时的 E 是光能，而光源所发出的光能是向所有方向辐射的（如图）：

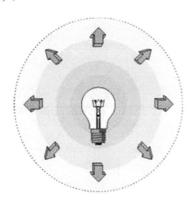

图 2 - 47　光能的辐射与"光球"的表面积

于是，由于光速恒定，在单位时间（比如一秒），光能就会到达一个既定的球面，其球面半径 r 恰好等于 c。

而上式左边的分母

$4\pi c^2 = 4\pi r^2$，恰好是该"光球"的表面积。

而由上图的矢量分析可知，

$$\frac{光能}{光速膨胀的球表面} = 单位时间到达单位球面的光能$$

$$= 单位立体角的光通量$$

$$= 发光强度$$

所以，

$$\frac{E}{4\pi c^2} = \frac{m}{4\pi} = 发光强度；$$

而又由于光通量与发光强度的国际单位对于点光源有如下转换关系：

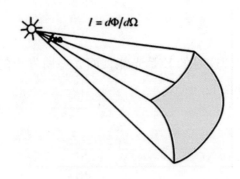

图 2 - 48　"光球"在单位立体角的光通量

光通量 = 4π · 发光强度，

所以公式又可以进一步简化为：

$$\frac{E}{c^2} = m = 4\pi \cdot \text{发光强度} = \text{光通量。}$$

换言之，**当质量全部转换为能量之时，爱因斯坦公式中的 m 项继续存在的意义便是指征光通量。**而这也是本文"等效能量面积"的物理学意义！

5. 也谈万有引力与物质的起源——"阴阳互根"

上述公式，如果持机械唯物论的观点，显然是不可思议的："物质质量怎么能是光通量？"然而若持"唯动宇宙观"来看，则这一公式恰恰揭示出"宇宙大爆炸"过程中物质产生的基本原理。

对照古中国的玄学宇宙观，光通量属于"阳气"范畴，物质质量属于"阴气"范畴，阴阳两仪原本是互根、互生的。宋周敦颐《太极图说》就有如下描述："太极动而生阳，动极而静，静而生阴。"所以，物质质量若产生于宇宙膨胀过程的光通量中也不奇怪。

然而，仅此文字描述显然不足以服众，我们还是要从数学角度加以充分论证。

什么叫物质？各种学派当然会有各种定义，然而若从科学观测的角度来看，它必须具有一个不可缺少的条件，那就是"**万有引**

力：有万有引力才测得出"质量"，没有万有引力就不是物质！

于是我们就从万有引力公式来解析。精简的万有引力公式如下：

$$F_g = G\frac{m_1 m_2}{r^2};$$

式中的 m_1、m_2 为两个互相及引的物体质量，r 为二者之间的距离。现在我们将 m_2 视为常数"1"（标准砝码），将 m_1 视为变量"m"，则公式可以简化为：

$$F_g = G\frac{m \times 1}{r^2};$$

两边除以 4π：

$$\frac{F_g}{4\pi} = G\frac{m}{4\pi r^2};$$

再将"m = 光通量"代入，则有

$$F_g = G\frac{\text{光通量} \times 4\pi}{4\pi r^2};$$

而我们知道，$\dfrac{\text{光通量}}{\text{面积}}$ = 照度（图 2 - 49），

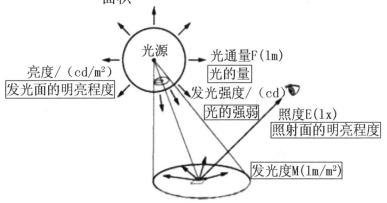

图 2 - 49　照度的计算原理

而$4\pi r^2$恰好构成以质点m（或光源）为中心、以r为半径的球面面积，以此代入则有：

$$F_g = 4\pi G \times 照度。$$

这个结论发人深省：万有引力竟然等同于照度（忽略常数）?！可真理往往就这样简单。

从公式推导过程可见，所谓"照度"其实是光辐射矢量在以光源为中心的膨胀球表面的单位密度；而所谓"万有引力"，亦可理解为引力场矢量在以质点 m 为中心的收缩球表面的单位密度，二者物理量相同，只是矢量方向正好相反（如图）。

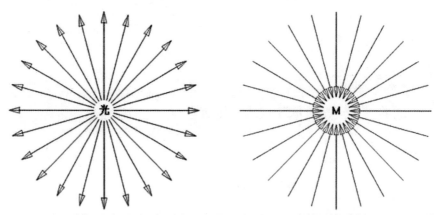

图 2-50　万有引力与光辐射（照度）的矢量关系

于是本文认为，**在质能完全转换的条件下，万有引力与光辐射照度大小相等，方向相反，它们互为反作用力。**

有引力便有斥力，这正符合玄学阴阳互根的原理。所以上述公式也可称为**阴阳互根公式**。

至于实证方面，可有如下证据：对于氢原子的外围电子，其绕核旋转的轨道有着若干"能级"，当它与一个光子相遇，就会由较低能级跃迁到较高能级，即等效于获得一份"斥力"；当它释出一个光子，就会由较高能级跃迁回较低能级，即等效于失去一份"斥力"。

此外，1899 年列别捷夫的实验证明光照具有一定的压力，称为"光压"，这也揭示了它的斥力性质。

而目前的物理学前沿，也已在实验室证实了两个高能光子（γ 光子）可以产生一对正负电子对，并且据说单一的 γ 光子也能产生正负电子对。换言之，光能不仅可以对抗引力，也的确能够产生物质。

[小结]

这两节将"等效能量面积"概念进一步拓展，针对爱因斯坦质能公式和牛顿万有引力公式中的 M 项（质量）深入解析，得出两个重要结论：

（1）光质等量原理（阴阳互化原理）：在质能完全转换的情况下，物质质量等同于光通量。

（2）万有引力 - 光斥力对称原理（阴阳互根原理）：在质能完全转换的情况下，万有引力与光辐射照度大小相等，方向相反，互为反作用力。

这充分印证了玄学阴阳原理的正确性与普适性，同时也为说明以往悬而未决的宇宙学问题提供思路。

---

6. 从运动方式的角度推测引力与物质起源的基本原理

关于光能究竟怎样转换成物质，以往的科学界从物质粒子的角度做了种种推测性解释，在此就不一一赘述。本文仅以唯动宇宙观为思路，从运动方式的角度做一推测。

我们知道，点状光源的光能是向一切方向辐射的，但如果只考察某一立体角（可以将它进一步微分），则其光通量的矢量方向是指向特定曲面，基本上可以视为直线前进的。

这种直线前进的矢量，由于是光速，所以是一种质量为 0 的矢量。如果我们转换思路，亦可认为它是一种"真空流"。真空的流动会引发什么？

"唯动逻辑"有这样一个原理：运动方式（矢量方式）相似，

则运动原理（矢量原理）相同。

让我们能够联想到的是，与"真空流"相似的运动方式可以是"海流"或者"江流"。到过中国长江边的人都知道，江水流动可以带起无数漩涡（图2-51）。

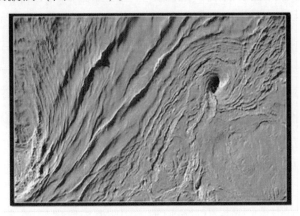

图2-51　水流与漩涡（单）

无独有偶，如果我们用船桨划水，也能形成漩涡，甚至是"正反漩涡对"（如图2-52）。

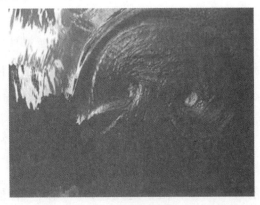

图2-52　水流与漩涡（双）

　　而这些漩涡一旦形成，多半不再跟随江水流动，即使仍随江水前进，速度也会慢得多。

　　这是为什么？原理很简单：由于能量守恒，漩涡的角动量是由原先直线前进的江水动量转换而来，于是漩涡水就失去一部或全部的直线前进动量。

　　于是我们设想，在宇宙大膨胀的各个方向的"真空流"中，由于流与流之间自发的不平衡，"真空流"的前进也会产生漩涡。这些"真空漩涡"由于它原本的动能由开放转为封闭，也会失去继续前进的速度。于是，这就等效于它们产生了能够对抗宇宙膨胀的一种"力"——相对于宇宙原始"奇点"的引力。

　　同时，由于宇宙膨胀具有一个等效原理："每个局部的各自膨胀等效于全局膨胀"，所以，相对于奇点的引力也就可以等效于互相之间的引力——万有引力。

　　因此，本文推论："真空漩涡"就是宇宙大爆炸过程中最早和最一般的"物质"。量子场论曾说："真空是场的基态；粒子是场的激发态。"而在此，"基态"就是"真空流"；"激发态"就是"真空漩涡"。

　　这一推论具有如下证据：

　　第一，至今为止我们所发现的一切物质粒子都是具有自旋角动量的；

　　第二，虽然宇宙至今仍在膨胀，甚至加速膨胀，但一切已经形成的物质，从夸克、原子、分子直到地球，都已不再膨胀。

　　这就说明，一切物质都利用微观自旋而封闭了"宇宙膨胀的动能"。

　　其实，这种状况在古中国玄学早有描述，宋周敦颐《动书·动静》便说："阴阳，本一气也。阴气流行则为阳，阳气凝聚则为阴。"

　　在此，"流行"便是"开放的真空流"；"凝聚"便是"闭合的真空流"——"真空漩涡"。

[小结]

由于古中国玄学主张的是唯动宇宙观，所以本节所做的"物质质量起源于宇宙膨胀运动"的推测是极为重要的。从科学角度来说，一个真理的确认，必须能有途径证实或证伪。本节便为未来科学的证明做准备。

7. 运用阴阳原理修正爱因斯坦时空弯曲理论

一谈到引力，自然无法回避爱因斯坦的时空弯曲理论。

以往科学界流行的关于该理论的图释如下：

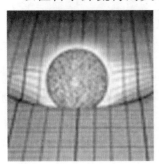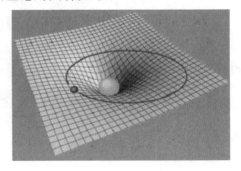

图2-53 传统的时空弯曲理论，表达一种正曲率弯曲

基于该理论，运用一种特殊的球面几何确实可以算出光线在其附近"弯曲"的轨道，然而这图形中的基本观点是"物质排斥时空"，这却是不对的。

承前所述，所谓"物质"，其实也是时空（宇宙膨胀的真空流）的一部分，怎么会排斥时空呢？非但不会排斥时空，而且根据物质具有引力收缩矢量（玄学属"阴"）的性质，它反而会对周围空间产生牵引和拖拽作用。

我们不妨做一个简单的实验：取一个气球，在吹气之前印上均等方格，并在方格群的中央点上一大滴半透明的快干胶水（用以代表物质质量的牵引），然后把气球吹胀。就会得到如同下图所示的图案和状况：

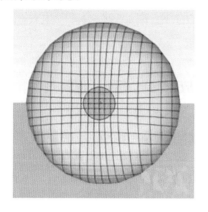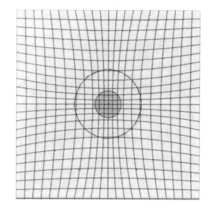

图 2 – 54　气球膨胀实验呈现的"时空弯曲"却是一种负曲率状态

其中右图是左图的平面空间展开示意，图中多画了一条圆周虚线，是表示分隔方格（空间）疏密度的一种"等密线"，其意义类似于地形图上的"等高线"（注意：本图对于真实宇宙来说，应是球状空间的剖面图，因而"等密线"也应是立体的"等密层"）。

很显然，如果我们把气球图案比作正在膨胀的宇宙，那么实际上的物质引力对于周围空间的扭曲作用应该是把它们牵引成了负曲率的"马鞍状"。但为什么光线不按"马鞍轨迹"行走呢？这是由于"等密线"的作用。

由于靠近质点的宇宙空间较为致密（引力场较强），可称为"场密空间"；远离质点的宇宙空间较为稀疏（引力场较弱），可称为"场疏空间"。于是就以质点为圆心，根据疏密度的异同，由内圈至外圈可以形成多条自我闭合"等密线"。如果光线行进在等密线上，因等密线内侧的空间密度高而外侧的空间密度低，于是等密线外侧的空间跨度（格）便大于等密线内侧的空间跨度（格），光线就会不由自主地向内侧偏转，这就好比车辆行驶在左右路面不一致的道路上一样。

比如，假设道路左侧平直，右侧却为波浪形（正弦曲线），那么车辆每驶过一个正弦波长的距离，就会产生一个 $\dfrac{单位周期正弦弧长-波长}{左右轮距\times 2\pi}$ 的右偏度。

那么我们设想，光线弯曲的原理应当与此相同，也就是说，是由于展现在"等密线"两侧空间的光波波长各有伸缩导致。

当然，由于"等密线"的球形性质（X、Y、Z 三维负曲率线的空间交叉可以形成正曲率的节点分布），我们依旧可以通过黎曼几何来计算光线偏转的轨迹。但本文根据"阴阳原理"对于"时空弯曲理论"的修正，能够更好地解释诸多附带问题。

比如，由于光线偏转是等密线的作用，这就向我们提示：就其偏转度而言，并不直接取决于引力质量的大小，更主要是取决于等密线两侧的"疏密梯度"。很显然，越靠近质点的空间，其疏密梯度越大，只要有足够的疏密梯度，使得光线偏转斜率等于以质点为半径的圆弧斜率，光线就无法逃逸，只能沿着等密线做圆周运动，这个质点也就成为"黑洞"。

而这就是黑洞之所以有"史瓦西半径"的原因。本文的解释是：当同等质量的天体，其中一个的半径小到一定程度时，其表面空间的疏密梯度就会超越一个临界值：光线偏转斜率 ≥ 等密线斜率，该天体就成为黑洞；而不具有此半径条件的其他天体则不是黑洞。

此外，我们知道光线本身是零质量的，为什么还要受到大质量天体的引力约束呢？前面分析是由于运行路径的两侧空间疏密度不一致，导致两侧波长有所伸缩。那么同理，日常生活中的光线折射，也是因"光密介质"与"光疏介质"的界面梯度所致，它们均能影响波长。由此出发，"时空弯曲"与"引力透镜"两方面的原理就融为一体。

[小结]

一个真理的意义，不仅在于获得科学发现的证实，还要能够引导科学发现少走弯路，修正其中的错误。本节便是为此而做的努力。

爱因斯坦的时空弯曲理论是伟大的，但在弯曲原因与弯曲方向上未必没有错误。本节根据阴阳原理而做了相反的推论，以待未来科学的证明。

8. 自然引力（时空弯曲）的其他来源

我们的宇宙是多姿多彩的，关于引力，显然不止"万有引力"一项。前面我们从"运动"的角度，用"真空漩涡"解释了万有引力的成因。那么别的呢？

本文认为，自然引力可分为质点引力与系统引力两类。

万有引力是"质点引力"，它由原始的"阴阳互根"——各向同性的膨胀矢量（真空流）而生；其他引力则是"系统引力"，它们由"四象五行"——"广义热对流"系统与系统之间相互作用而生。在此，先以典型的自然热对流系统——地球上的烛火为例。

第一，两支烛火以侧面互相靠近，可产生"侧向引力"（并联引力）（图 2 - 55）。

第二，两支烛火以一头一尾互相接近，可产生"追尾引力"（串联引力），显然，这也就是日常所说的"异性相吸"（图 2 - 56）。

第三，是否具有"同性相斥"？如果我们能把火焰横过来（比如使用两枝气焊喷枪），那么一定能够看出，"头对头"是互相排斥的。

至于"尾对尾"，也不会直接相吸，因为气流方相反。

但不排除"尾部"对于"中间体"的吸引，因为"中心气柱"的底部会有一定的负压。这样，就有可能造成多个"广义热对流系

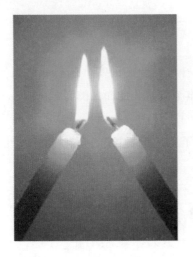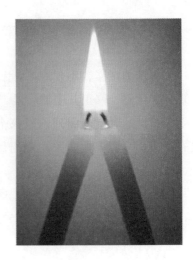

图 2 - 55　两支火苗的"并联吸引"

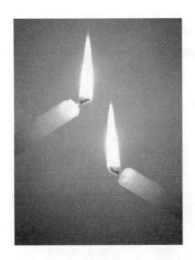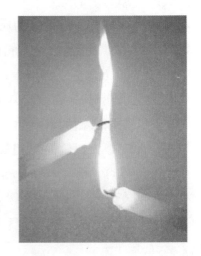

图 2 - 56　两支火苗的"串联吸引"

统"共同吸附一个"中间体"的情况。比如"雪花晶体"和"轮叶植物"（图 2 - 57）。

雪花，据说其中心必须有一粒杂质作为基础骨架才能生成整体的结晶枝；植物的叶基则与雪花类似，如此自然地吸附于茎而生

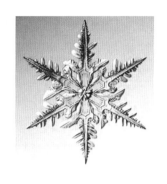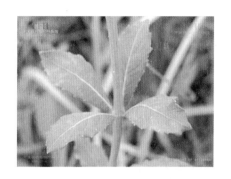

图 2-57　"雪花晶体"和"轮叶植物"

长。这些都是多个系统以尾部（基底部）共同吸附一个中间体的例子。

自然之力竟能如此巧妙造型，实在令人惊叹！

我们注意到，这些"系统引力"的表现可谓多姿多彩，其中有一些似乎与"异性相吸"有关，而另一些则又不是。或许有读者会问："本文把它们罗列在一起，难道这些现象有着共同原理吗？"

确实有，那就是"同气相求"。

"同气相求"是古中国玄学概念，见于《易经·乾》："**同声相应，同气相求**。"

我们知道，对于自然热对流系统，它是有一个"中心气柱"的（对称性破缺的指向）。

而上述"系统引力"的第一种情况，便是两支烛火的"中心气柱"矢量方向相同，所以二者以侧面靠近就会产生"同气相求"，进而矢量"合流"，两支火苗融为一体。

而系统引力的第二种情况，看似属于"异性相吸"，其实根本机制也还是"同气相求"：即一前一后两支"中心气柱"矢量方向相同，从而产生融合。当然，它与第一种融合有所区别，是一种"串联式融合"。

至于系统引力的第三种情况，也不复杂，它可以看作是一个或多个热对流系统对中性系统（各向同性）的"改造"：比如使雪花原本圆形的核心"六极分化"。而这与磁铁先将被吸铁块局部磁化再行吸引的过程一样，都是"先以局部同气，然后同气相求"。

应当指出，从这里我们也可看出中医的"气"到底是个什么概念：虽然它多数情况下与物质有关，但决非简单地等同于"物质"，而是更加强调了一种"流"的特质。也就是说，如果它与物质相关，完整的概念也应是"物流"；如果未与物质相关，便是"时空流"。

既然是"流"，自然就有方向。而同时，宇宙一切运动都可归纳为"阴""阳"两个方向——收缩与膨胀。因此，收缩之"流"为"阴气"，膨胀之"流"为"阳气"。

很显然，基础的"阴气""阳气"矢量相反，不能"同气相求"。而从上面的实例分析可知，热对流系统的"异性相吸"产生于"四象五行"构成的高级运动模式，其根本原因应是"同气相求"。所以各位读者千万不要以"异性相吸"的电磁学原理而误以为中医及玄学最基础的"阴气""阳气"相吸。

或许有读者会说："'同气相求'只是本文提出的玄学概念，虽然也进行了实例化分析，但能否采用更细致的物理原理加以说明呢？"

可以。

其实关于系统引力的第一种情况，物理学上早有说明，那就是两艘并排前进的轮船，如果靠得较近，会吸引到一起（自动相撞）。原理是流体力学的解释：流动的水其侧面压强比静止的水要小，它有这样一个能量守恒公式（伯努利方程）：

$$P_1 + \frac{1}{2}\rho v_1{}^2 + \rho g h_1 = P_2 + \frac{1}{2}\rho v_2{}^2 + \rho g h_2。$$

其中 P 为静压强，ρ 为密度，$\rho g h$ 为重力势能，$\rho v^2/2$ 为动能。如果水流仅仅是水平移动，两边的重力势能一致，则公式可简化为：

$$P_1 + \frac{1}{2}\rho v_1{}^2 = P_2 + \frac{1}{2}\rho v_2{}^2 + \rho g h_2 。$$

由此可见，流速越大，水所固有的对于周围的静压力就越小，这是瑞士科学家 D. 伯努利先生于 1738 年的贡献。至于水所固有的静压力是怎么来的，当时显然认为是重力势能所造成的，所以公式当中特意加上了重力势能的因素。

但我们看到，在水平流动的简化公式中，重力势能可以消去。那么简化公式的物理学意义何在？换言之，在真空失重的环境下，本公式是否也能成立？

可以的。

请看本书前节图中（图 2 - 14）描述的太空水滴自发旋转现象：由于失重下的水滴处于自旋状态，结果变成了一个扁盘状，如同星云收缩至恒星过程的"吸积盘"。

这虽然可以用"离心力"来解释，但用本公式的流体运动与静压强互换原理来解释更为贴切：由于水滴绕自轴旋转，其赤道方向的静压强增加，两极方向的静压强减小，于是就转变为扁平圆盘状；而特殊的是其轴心部分，由于动量极小，静压强几乎不变，反而形成一种"轴心突起"。

而本节两支烛火互相吸引的图示亦与此原理相同，但情况有所区别：它是轴心向上运动，从而上方压强增加，下方与赤道方向压强减弱，因此等效为赤道方向与轴下方的引力。

这就是"系统引力"的成因。

我们进一步推论，根据公式所表达的能量守恒原则，"系统引力"或许可以超越"物质流体"之外，即在宇宙真空当中依旧成立。因为在膨胀宇宙当中，每一个局部的真空都具有向外膨胀的矢量，这可以等效为一种"真空压强"；以玄学角度来看也同样，"积阳为天，积阴为地"，真空可以看作"天"的极限，自然拥有最基本的"阳"。

那么如果真空发生"流动",同样会引起"真空压强"变化,从而等效为"引力"。这也是"阴阳互根"的体现。

比如,本文推论光线飞过宇宙真空便能产生这样的"等效引力",正因为如此,所以虽然它是零质量的运动,我们依旧可以运用关于有质量物体克服星体引力的"宇宙逃逸速度"来计算黑洞引力对它的影响。

当然,在这种真空条件下,原先的"伯努利方程"或许应当衍变为:

真空压强 + 光通量 $\times c^2$ = 定值。

[小结]

本节在此认为,自然引力可分为两类,除万有引力之外的其他引力都是"系统引力"。

万有引力是因宇宙大膨胀运动而产生,所以作用距离极远,但微观作用力小。

"系统引力"是因物质构造(局部稳态系统)的高级运动方式(自旋方式)而产生,所以作用距离极近,但微观作用力大。不同的自旋构造可产生不同的引力类别。

本文提出一个有待于未来证实的猜想:系统引力的根本成因,都可归结为自旋矢量的局部一致——即玄学意义上的"同气相求"。在一定条件下,这可以通过"伯努力方程"加以计算。

四、局部时空与全局时空的等效关系——宇宙全息现象

"全息"这一名词在国内早有人率先提起,在此就不多解释了。本文只提出具有"局部与全局统一规律"的三种宇宙现象。

(一)局部空间各自的膨胀等效于宇宙全局的总体膨胀

这可以做一个简单的实验：取一堆小气球，装入一个大塑料袋中，然后分别吹胀。我们可以看到随着各个小气球的胀大，大塑料袋也膨胀了起来——犹如一个大气球。从而，一堆小气球各自的膨胀等效于一个大气球的膨胀。这个等效原理其实早已被科学界用以解释"宇宙膨胀中心"的问题：由于宇宙每处空间都在向外膨胀，所以任何地方都可认作"宇宙中心"。

（二）微观粒子无序的互相碰撞运动，等效于宏观系统有规律的热膨胀运动

这问题看似复杂，其实用一个酒精温度计就能说明：

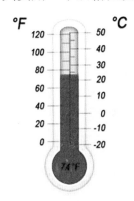

图 2-58　微观无序碰撞等效于宏观有序膨胀

如图所示，温度计由一个球状体和连接其上的细管组成。球状体用于接受热量，细管用于显示温度刻度。当温度增加时，在球状体内的酒精（乙醇）分子的微观变化是无序的互相碰撞运动的增加；但显示在细管刻度上，却是宏观极有规律的膨胀变化。

（三）对于已具备对称性破缺矢量性质的自然稳态系统，其全局稳态运动可以等效为每个局部矢量一致的各自稳态运动的组合

首先以轴对称稳态系统——热对流"环状翻滚"模式为例：上节我们已经看到，两支烛火的并联可以合成一个更"胖"的火苗；

两支烛火的串联可以合成一个更长的火苗；那如果很多个小火苗既串联又并联呢？常言道："众人拾柴火焰高。"必定会合成一个巨大的火堆！

反过来也是一样，如果我们加热一大锅水，使其形成整体热对流"环状翻滚"，然后再用耐温塑料袋将锅中之水包裹为若干个部分（图 2 - 59）。

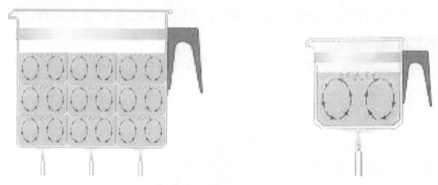

图 2 - 59　局部热对流与全局热对流的等效

我们可以看到，整体空间的热对流"环状翻滚"因薄膜阻隔而消失了，却又演变为每个局部空间小范围内各自的热对流"环状翻滚"。

还可以举磁铁为例。我们知道磁铁之所以表现为整体的磁性，是由于该铁块微观上的"磁性偶极子"（电子自旋矢量）方向排列一致；如果这种排列杂乱无章，整体上便没有磁性。

由此可见，全局稳态的矢量形式是每个局部稳态矢量形式的延展。

这种规律在生物的生长运动方面也有同样表现：当一棵松树表现为某种生长特征时，取其局部枝叶观察，也表现同样的矢量方式，这被称为"生物全息现象"（图 2 - 60）。

不难看出，这三个等效原理都与"广义热运动"有关，可以认

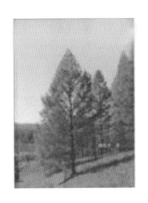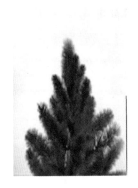

图 2-60　关于松树的生长特征，其整体态势与局部枝叶的矢量方式一致

为，它们其实都是广义热运动的附属原理。从而，本文结合古中国"阴阳五行"而提出的"广义热运动"规律，是贯穿宏观至微观各个层面、"其大无外，其小无内"的，从而也是宇宙运动（抽象运动）的一般规律。

根据这个道理，现在我们可以把关于"阴阳"的许多物理范畴列表如下：

§ 阴阳的物理范畴

表 2-1　阴阳的物理范畴

阳	阴
热	冷
运动增加	运动减小
排斥、膨胀	吸引、收缩
质量离散、密度减小（无形）	质量集聚、密度增大（有形）
光度增大（明亮）	光度减小（晦暗）
反引力（升浮）	正引力（沉降）
对立于阴（光照度对抗万有引力）	对立于阳（万有引力约束光线逃逸）
阳极生阴（光通量转化原始物质）	阴极生阳（奇点引发宇宙大爆炸）

其实还有很多，不及一一列举。正如《素问·阴阳离合论》说："阴阳者，数之可十，推之可百，数之可千，推之可万，万之大不可胜数也！然其要一也。"

如今，以"唯动宇宙观"归纳各个物理学原理，再看这个"要"，想必深有体会了吧？

[小结]

在宇宙中，一切因自然膨胀与收缩而形成的具有对称性质的稳态时空体系，各子系与系统、系统与宇宙之间全息对应。

其根本原因，是本文"唯动逻辑"所主张的相似形论证："运动方式相似则运动原理相同。"

这一原理对于中医更为重要，"太极阴阳"正是由于这一原理而由单一发展为众多复杂，以至包罗万象；而在万象之中，只要抓住了"阴阳之要"，就可以用局部状态影响整体，也可以用整体状态影响局部，以达到中医祛病的目的。

五、自然时空维度的可观测性

我们的时空究竟有几维？在讨论了那么多相关问题之后，现在我们可以回答这个基本问题了。

前文已把"维度"分为人工维度与自然维度两个概念。

而通过上面的分析可知，"人工维度"其实是一种人为的思路与数学算法而已。普通人的思路是把宇宙空间按长、宽、高来理解，即"三维"；但思维高深的人可能认为 a^n 的任意次方在数学上都是成立的，如果它同时具有宇宙的物理学意义，那么"人工维度"就可以到达三维之外，以至无穷多……当然，也可能无穷少，比如独立的"一维"或者"二维"。

但本文认为，这些都是没有意义的。之所以没有意义，是因为如果我们承认"宇宙大爆炸"的话，那么宇宙之初就是一个立体的膨胀球，无论它最初可能多么微小，也绝不是先有"一维"（线状）、"二维"（平面）才出现球状的。相反，近似平面和线状的空间结构都是原始的球状空间产生"对称性破缺"并且到达"极限"才形成的。

本文把这一现象称为"自然维度"。当然，也可以不叫"自然维度"，而称它为"对称性破缺的矢量方式"。

那么，这种"对称性破缺的矢量方式"一共有几种呢？很巧，也只有三种，即"三维"。

为什么只有三种？从前节"宇宙信息统一论"的分析可知，宇宙空间的矢量方式从宏观到微观都是统一的，比如说宏观的总体膨胀可以等效为每个局部或微观各自的膨胀集合。所以，只需观察我们的物理学前沿在微观上总共发现了几种对称性破缺的矢量方式。

只发现了三种。是吗？或许大家还没意识到，这是因为量子物理学术语通常不称其为"对称性破缺的矢量方式"，而是根据其"可观察性"而称之为"零自旋""整数自旋""半整数自旋"。

（一）"零自旋"

什么叫"零自旋"？其实就是对应于宏观"各向同性的中心对称"的稳态方式。其典型代表为"希格斯玻色子"。

由于各向同性的中心对称稳态方式只能是一个立体球，它无论翻过来掉过去，"脸面"不变，在微观上就无法"观测到"它的自旋，所以叫它"零自旋"。

"希格斯玻色子"已被科学家们比喻为"上帝粒子"，认为其他一切物质粒子由此起源。从"对称性破缺"的角度推论，这还是有道理的。

（二）"整数自旋"

什么叫"整数自旋"？整数自旋也就是自旋为1、2等整数，它对应于宏观"轴对称"的稳态方式（即"自然热对流基本动态"

的典型方式）。

下面我们以地球环境的烛火的"自旋观察"为例。

一支烛火在地面上的火苗总是向上的，换言之，它虽然上下不对称，但其水平面的四周都是对称的。所以，如果把它沿着轴线水平旋转，无论转多少圈，都观察不到它"脸面"变化。所以，量子物理学的"自旋观测"并非这种"绕轴旋转"，而是"轴向翻滚"（即最大化的"进动"）。

现在我们来看下图，让我们用照相技术来等效一支烛火的"轴向翻滚"。

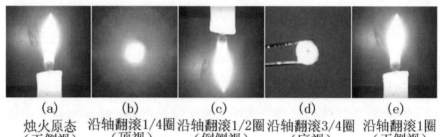

(a)	(b)	(c)	(d)	(e)
烛火原态	沿轴翻滚1/4圈	沿轴翻滚1/2圈	沿轴翻滚3/4圈	沿轴翻滚1圈
（正侧视）	（顶视）	（倒侧视）	（底视）	（正侧视）

图 2 - 61　一支烛火的"沿轴翻滚"

（a）为烛火原态；

（b）为烛火翻滚 1/4 圈的"脸面"；

（c）为烛火翻滚 1/2 圈的"脸面"；

（d）为烛火翻滚 3/4 圈的"脸面"；

（e）为烛火翻滚一整圈的"脸面"，该脸面与烛火的原态一致。

从而，由图可见，烛火轴每翻滚一整圈，就会出现一张相同的"脸"，这就是所谓的"自旋为 1"。

微观物理上，"自旋为 1"的典型代表是光子。所以本文可以推论，光子之所以"自旋为 1"是因为它处于"单向轴对称的稳态方式"，与烛火相似。

那么"双向轴对称的稳态方式"呢？以此类推，就会产生"自旋为2"的观测结果。且看我们以图像技术对宏观的"银河系"做一次"等效翻滚"（图2－62）。

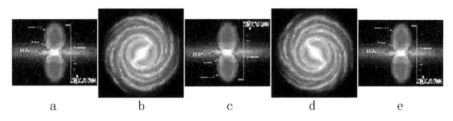

图2－62　银河系的"等效翻滚"

（a）为银河系的原态或"参照态"（侧面观）；

（b）为银河系翻滚1/4圈的"脸面"；

（c）为银河系翻滚1/2圈的"脸面"；

（d）为银河系翻滚3/4圈的"脸面"；

（e）为银河系翻滚一整圈的"脸面"。

由（c）和（e）"脸面"相同的结果可知，银河系自旋轴每翻滚一圈，可出现两张相同的"脸"，这就是"自旋为2"。

至于微观层面，科学家们正在推测，"自旋为2"的粒子当是尚未证实的"引力子"。

（三）"半整数自旋"

"半整数自旋"在微观世界的典型代表是电子，它具有"自旋为1/2"的观测结果。也就是说，它如果只翻滚一圈就没有相同的"脸"，必须翻滚两圈才会出现一张相同的"脸面"。

怎么会这样？一般人似乎很难理解，但本文在此只要说破其本质，就一目了然了。

我们知道，电子既能产生电场，也能产生磁场，而电场方向与磁场方向在空间是互相垂直交叉的。这就可以推论，电子的稳态运动具有相互垂直交叉的两个矢量轴。从而，本文把这种空间矢量形式（或曰这种"自然维度"）称之为"交叉双轴对称的稳态方式"。

关于这种稳态形式，详细介绍将在下节进行，本节仅对它为何具有"1/2 自旋"观测结果做一说明。

前面我们分析"轴对称稳态方式"为"整数自旋"的时候，是根据其"轴向翻滚"的圈数来除以每圈相同"脸面"的次数而得出结论的。那么，对于电子这类"交叉双轴对称的稳态方式"，显然也可以用这种方法。

但是，刚才我们已经推论电子具有垂直交叉的两个自旋矢量轴。如果两个轴都要翻滚，会从哪个轴，怎样开始翻滚呢？

这似乎是个问题！但海森堡不确定性原理告诉我们，来自微观量子层面的观测都是概率性的。从数学上来说，如果垂直交叉的两个自旋矢量轴出现了"竞争翻滚"，而这两个轴又能量相等，那么概率会是"1/2"。

其实我们已经知道电子所形成的电场和磁场是互相垂直而能量相等的，所以对于电子来说，它的两个"自旋矢量轴"的翻滚概率就应当是各"1/2"。当我们严格遵循这个概率进行翻滚演绎时，在逻辑上就形成下图（图2-63）的次序。

图中，我们将电子的两个自旋矢量轴标记为 X 轴与 Y 轴。其中（a）为这一对交叉矢量轴的初始态；（b）为 X 轴首先翻滚 1/4 圈；（c）为 X 轴继续翻滚至 1/2 圈，至此，X 轴矢量背反；（d）则换为 Y 轴开始翻滚 1/4 圈；（e）为 Y 轴继续翻滚至 1/2 圈，至此，Y 轴矢量也背反；（f）再换为 X 轴翻滚至 3/4 圈；（g）为 X 轴继续翻滚至一整圈，至此 X 轴矢量复正；（h）再换为 X 轴翻滚至 3/4 圈；（i）为 X 轴继续翻滚至一整圈，至此，Y 轴矢量也复正，整个影像才与（a）的初态完全重合。然而，由于此时 X 轴与 Y 轴都已翻滚了一整圈，合计就是 2 圈，所以，观测结果就是"自旋为 1/2"。

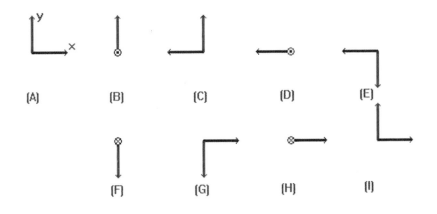

图 2 - 63　自旋矢量轴的翻滚演绎

或许有些读者对于上述的抽象矢量图看不习惯，那么我们还可以从宏观的日常生活中举些例子。

也许有人会问，宏观世界中也能见到"交叉双轴对称的稳态方式"吗？其实多得很。

比如，所有的河流都是这种稳态方式。我们知道，河流首先有一个向下的矢量轴，如果地上有个"无底洞"，它会直指地心；但地上没有这个无底洞，就只能水平流动，因此水平流向就成为它的第二个矢量轴。从力学上看，这两个轴基本上是垂直交叉的。

除此之外，我们人体或绝大多数动物体的生长方式也属于"交叉双轴对称的稳态方式"。首先，所有的地球生物为了拓展生存空间，都必须有一种反引力的生长方向，这就形成了一个"上下轴"，对于动物来说，也叫"背腹轴"；而作为动物，除了要获得生存空间，还要获得食物，因此在食物来源方向又形成一种生长发育矢量，即"头尾轴"。对于人体和大多数动物体来说，"背腹轴"与"头尾轴"基本上是垂直交叉的。

或许有人会问：为了避免主观臆测，如何在实际上确认这种"生物轴"与微观量子世界的"自旋矢量轴"相似？

我们知道，人体的解剖结构绝大部分是对称的，但也有例外：人的胃依照"头尾轴"方式做顺时针盘旋（左—腹—右—背）；人的大肠依照"背腹轴"做逆时针盘旋（右—头—左—尾）。由此可见，人体确实也存在着两个相互交叉的"自旋矢量轴"（图2-64）。

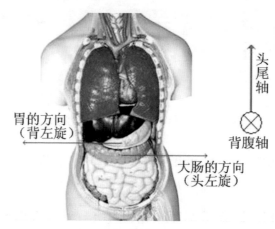

图2-64 人体"自旋矢量轴"（胃与大肠为例）

据此，我们就以宏观的人体为例，再演绎一遍这种稳态方式的"1/2自旋"现象（图2-65）。

其中，（a）为人体交叉矢量轴的初始态，头尾轴向上，背腹轴顺应视线背向纸面；（b）为背左旋（顺胃方向）1/4圈；（c）为继续背左旋至1/2圈，至此，背腹轴方向翻转；（d）则换为头左旋（顺大肠方向）1/4圈；（e）为继续头左旋至1/2圈，至此，头尾轴方向也翻转；（f）再换为背左旋（顺胃方向）至3/4圈；（g）为继续背左旋至一整圈，至此背腹轴方向复正；（h）再换为头左旋（顺大肠方向）至3/4整圈；（i）为继续头左旋至一整圈，至此，头尾轴方向也复正，人体影像便与初态重合。通观这一"人体自旋"全过程，所谓"自旋为1/2"究竟怎么回事可谓一目了然。

至于"人体自旋"矢量为什么会与"电子自旋"矢量具有相

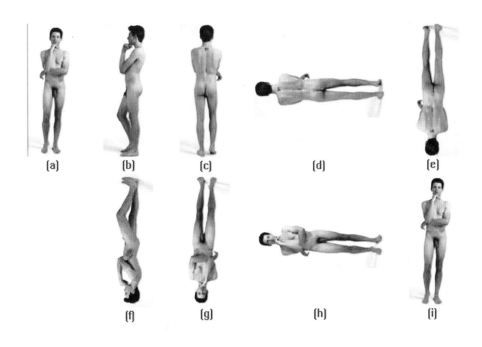

图 2 - 65 人体 1/2 自旋

似之处，很值得物理学家和生物学家共同深入研究。本文坚信《老子》所说："人法地，地法天，天法道，道法自然。"

[小结]

本文通过对于"物质自旋"的观测与推导，说明"宇宙热运动"所开拓的时空"自然维度"只有三维。并且无论是宏观或微观都具有相同原理，这是宇宙全息现象的延续，也是"太极阴阳"原理的普适性。

六、"交叉双轴对称"的稳态形式——自然三维时空与八卦原理

承上所述，本节将详细论述"自然三维空间"——"交叉双轴对称的稳态方式"的诸多特性，以及古中国玄学对此的独到建树。

首先分析"交叉双轴对称的稳态方式"的产生原因。

（一）从"迎客松现象"说起

"迎客松"是我国黄山的独到风景。

普通松树的生长方式（图2-66左），由图可见，其"生物矢量"显然是"单轴对称的稳态方式"；但迎客松则显著不同，它靠近山崖的一面枝叶极少，而背离山崖的一面却大量伸出着长长的枝叶，犹如"伸手迎客"，成为一种"奇观"（图2-66右）。

中国的老百姓通常认为这代表"好客"之意，但若从生物的"稳态空间矢量方式"来看，这代表着它在原有的"轴对称稳态方式"基础上又产生了新的"对称性破缺"，并且其破缺方向与原有的轴呈垂直交叉。

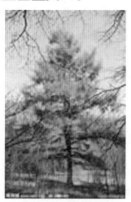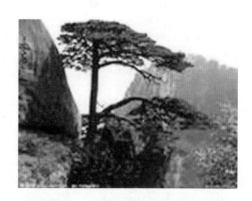

图2-66 普通松树与迎客松的对比图

什么原因造成"轴对称的稳态系统"再次出现"对称性破缺"呢？显然是环境因素。

古中国玄学有一个非常重要的理论就是"天人合一"，其要旨就是一切生物系统的稳态并非孤立存在，而是与环境统一的。从系统论的角度进行科学归纳，便是"一切能量系统的空间稳态方式取决于环境"。因此，之所以出现"交叉双轴对称的稳态方式"，是因为该系统的环境存着方向交叉的能量场。

我们知道，植物生长需要克服地球引力以争夺空间，同时还要趋向能量来源——阳光。对于普通松树的生长环境来说，地心引力场与光能场的矢量方向可重合为一根轴线，所以普通松树只需向上生长即可，其形态便成为"轴对称的稳态结构"；对于迎客松则不然，由图可见它是靠近悬崖峭壁生长的，虽然地心引力场依旧是上下方向，但光场分布却并非上下方向，而是偏于右侧，由此便与地心引力形成交叉能量场，导致迎客松主干生长虽然依旧向上，枝叶生长却偏于右方，即形成"交叉双轴对称的稳态结构"。

"迎客松现象"对于植物来说是罕见的，但对于地球上大多数动物来说却是常态。这是因为动物之所以被称为"动"物，就是必须主动寻求能源才可。所不同的只是动物的能源不是阳光而是食物。由于地心引力在下，食物来源在前，所以动物一方面为了克服地心引力而形成了"背腹轴"，另一方面为了获得食物又形成了"头尾轴"，于是，它们的常态就是以"头尾轴"与"背腹轴"相互交叉而成为"交叉双轴对称的稳态结构"。

人类也是动物，只不过由于直立行走，"头尾轴"呈现上下方向，背腹轴呈现前后方向，除此之外生长发育的矢量形式与其他动物并无二致。所以中医自古以来就十分重视这种"交叉双轴对称的稳态方式"与人类生理病理的相关性。比如"风雨伤上，清湿伤下""太阳病，项背强几几"等，这说明环境因素不但在先天上是人体"双轴对称稳态结构"的原始成因，也会在后天上对其"生物矢量"继续影响。

[小结]

我们知道，对于"各向同性的中心对称稳态形式"（"自然一维"状态），如果在其垂直方向出现对称性破缺，就会成为"轴对称稳态形式"（"自然二维"状态）；而如果在其水平方向再次出现对称性破缺，会形成什么呢？就会成为"交叉双轴对称稳态"形式（"自然三维"状态）。地球上的动物便属于这种形态。

在生物界，一个物种采取什么维度的稳态形式，既取决生物的主动性，更取决于它所面临的环境，二者是相辅相成的。

而无论如何，交叉双轴对称的稳态形式，已是自然稳态结构的极致，也是玄学推理层次的极致。

或许有人还会穷根问底：如果该系统在其左右方向又出现第三次对称性破缺，会形成什么？不就是"自然四维"吗？不，如果在其左右方向再次出现对称性破缺，就会失去一切对称。而没有对称也就没有稳态。没有任何稳态的时空结构，科学不能发现，等于没有。所以，尽管数学上的 a 能够冠以 n 次乘方，但"自然稳态时空"只有"三维"。

（二）八卦的科学释义

基于地球上最广泛的生命现象和能量现象，古中医与古中国玄学对于"交叉双轴对称的稳态方式"有着深入的研究和诸多的表述，这集中体现于"八卦学说"所阐述的原理。

如果要问，"交叉双轴对称的稳态系统"共有几个矢量方向？或许不少人会回答"两个方向"，因为很明显就能看到它的两个矢量轴，一个是"上下"方向，一个是"前后"方向。但其实它有三个方向。

这第三个方向其实是一种隐性方向，却又是宇宙一切能量系统最基础的方向——"内外"方向。我们知道目前宇宙的一切都是"大膨胀"而来的，因此"内外"方向是基本，"上下"方向与"前后"方向都是在此基础上"对称性破缺"而产生。这一关系可以清晰地反映在"八卦"的基本图形结构上。

"八卦"之中每一卦的卦形都是用三道笔画来表示。这三道笔画代表着对于"交叉双轴对称的稳态系统"三个矢量方向的观察。

以"坎卦"为例，它的图形如下：

━━　━━⋯⋯⋯上爻（矢量的上/下方向）
━━━━━⋯⋯⋯中爻（矢量的进/退方向）
━━　━━⋯⋯⋯底爻（矢量的内/外方向）

其中最下面的一道笔画称为"底爻"，代表膨胀与否；最上面的一道笔画称为"上爻"，代表上升与否；中间的一道笔画称为"中爻"，代表前进与否。

而这个"是"与"否"的表达，古人在图形中规定以"直线"代表"阳"（是）；以"断线"代表"阴"（否）。

为什么这样规定呢？

基于一个严格的数理逻辑概念："由一点向两端无限延伸的轨迹叫'直线'。"这一概念是东西方通用的。

如果把它延伸到物理学上，则很显然，由一点向两端无限延伸，这种运动状态属于"膨胀"，所以就是"阳"。

那么"断线"呢？现有的西方数理逻辑不曾定义，于是我们就要佩服古中国人的逻辑扩展："由两端向中心无限收拢的轨迹叫'断线'。"

乍看起来，似乎有疑问："这个概念确切吗？由两端向中心无限收拢，最后不也成了直线？"然而若从微观物理上仔细探讨，则任何东西聚合到一起都不会"天衣无缝"，哪怕是两颗原子结合成分子亦然。所以，古中国人用"断线"表达"阴"，这个定义也是严格的、正确的。

于是，以此分析上面的"坎卦"图形，便成为这样一种矢量组合：

（1）从底爻看，它在内外方向是向内收缩的；

（2）从上爻看，它在上下方向是向下跌落的；

（3）从中爻看，它在进退方向是向前流动的。

说到这里，或许有人会有疑问："查遍古文献中，似乎只把八卦的三爻对应于天、地、人'三才'，并未指出明确方向，何以见得它们分别表达内外、上下、进退方向?"

第一,"天、地、人"三才本就是"内外、上下、进退"的意义,这在古文献中早有表述,只不过其关键词采用了"引申义",使人不易理解罢了。

如《易经·系辞上》指出:"在'天'之道,曰阴曰阳;在'地'之道,曰柔曰刚;在'人'之道,曰仁曰义。"

其中阴、阳已经很好理解,直接说的就是收缩(内聚)与膨胀(外散)的矢量方向;而"柔、刚""仁、义"则一概采用了引申义,其引申过程如下:

柔者——屈伏——而下;

刚者——反抗——而上;

仁者——谦让——而退;

义者——勇为——而进。

从而译成现代语言其实就是:"在'天'之道,曰聚曰散;在'地'之道,曰下曰上;在'人'之道,曰退曰进。"

第二,尤其重要的是,八卦内容也只有这样的解释才符合事实。

比如:

§ 坎卦基本意义:

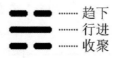

在古中国,"坎"的意思与"水"相通,汉字"水"最初的字形就是"坎卦"竖起来的样子:

　　而我们对日常生活中"水"的矢量方向进行观测，明显会得出这样的组合结果：

　　水是收聚的；水是趋下的；大量的水横向流动成为江河。

　　除了"坎卦"之外，其他七卦也是同样。

　　§ *离卦基本意义：*

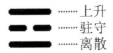

　　"离"的意思与"火"相通，对火的宏观动态观察会有这样的结论：

　　火是离散的；火是上升的；火依附固定燃料而烧，它是驻守的（并不横向流动）。

　　§ *艮卦基本意义：*

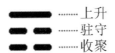

　　"艮"的意思与"山"相通，对山的宏观动态观察会有这样的结论：

　　山是收聚的；山是上升的；山是驻守的（并不横向流动）。

　　§ *震卦基本意义：*

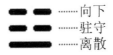

　　"震"的意思与"雷"相通，对雷的宏观动态观察会有这样的结论：

　　雷是离散的；雷是向下的；雷只打向固定的一处，它是驻守的（并不横向流动）。

§ **巽卦基本意义：**

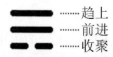

······趋上
······前进
······收聚

"巽"的意思与"风"相通，对风的宏观动态观察会有这样的结论：

风是收聚的（从大范围看，强风或风暴主要是辐合气流）；风是向上的；风是可以横向流动的。

§ **兑卦基本意义：**

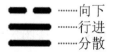

······向下
······行进
······分散

"兑"的意思与"泽"相通，对泽的宏观动态观察会有这样的结论：

泽通常是坑坑洼洼、分散成一大片的（沼泽）；泽是向下的；泽还可以横向流动。

§ **坤卦基本意义：**

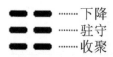

······下降
······驻守
······收聚

"坤"的意思与"地"相通，对地的宏观动态观察会有这样的结论：

地是收聚的；地是向下的；地是驻守的，不能横向流动（地球自转除外）。

§ **乾卦基本意义：**

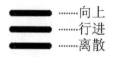

······向上
······行进
······离散

"乾"的意思与"天"相通，对天的宏观动态观察会有这样的结论：

天是离散的；天是向上的；天是可以横向流动的。

经过这样的对比和验证，很显然，本书的物理学解释全面符合远古先哲们建卦的本意。

在此或需追加明确一个问题：关于中爻，阳是"前进"；而阴为什么常常是"驻守"而不是"后退"？

这是因为按照"**相对性原理**"，一切阴阳行为都是以"太极"为参考点的，就中爻而言，阳的行为是指离开"太极"，在水平方向定向前进，这个"定向"并未限定东南西北，哪怕反向离开太极也算是阳。所以中爻之阴的"后退"仅指其"返回太极点"而言，如果原本就在太极点上，那就是"驻守"而不动了。

由此可见，"八卦"图中三爻的矢量方向具有严格定义，是不可错乱的。举例来说，"坎卦"原本是一种收聚的、向下的、前进的矢量组合，所以才代表"水"；如果将它的中爻与上爻的意义交换，变成收聚的、向上的、驻守的矢量组合，那就只能代表"山"不能代表"水"了。

进而还可看出，"八卦"中的卦义虽然可与自然界的八种具体事物相通，但其实并非那些具体的实物概念，而是这些事物的动态矢量在三维空间的一种抽象。这样的抽象概念可能有悖于传统的西式思维路径，但古中国的先哲们就是通过此类"运动的解析"来看待世界的，所以我们必须结合"唯动宇宙观"才能正确地理解它。

比如"四象五行"中有"水"，"八卦"中也有"水"，这两种"水"是否具有相同意义呢？如果不同，按"唯物逻辑"来看，似乎就是一种逻辑错误。

然而事实上就是不同，并且不是逻辑错误。"四象"之水的内涵只有"向内""向下"两个矢量方向，而八卦之水的内涵却有"向内""向下""向前"三个矢量方向；"四象"之水的外延是一个立体环（热对流环状翻滚）的下 1/4 空间占位角，"八卦"之水的外延是第Ⅵ卦限的空间（将在下节谈到）。

所以，在研究中医和古中国玄学的过程中，我们必须清醒地认识到这种不同，以免互相混淆。而这也是"唯物逻辑"与"唯动逻辑"的本质区别。

[小结]

6000 年前的八卦图形为我们表述了古中国人对于自然稳态时空的基本认识：

1）八卦图形的直线与断线告诉我们：阳就是由一点向两端排斥、辐射、膨胀的空间矢量；阴就是由两端向一点吸引、幅合、收缩的空间矢量。

2）八卦图形的层次告诉我们：自然稳态时空具有三个层次。

第一层次（底爻）称为在天之道，是收缩与膨胀的基本矢量；第二层次（上爻）称为在地之道，是对第一层实施对称性破缺而形成的上升与下降矢量；第三层次（中爻）称为在人之道，是对第二层次再次实施对称性破缺而形成的前进与退守矢量。

3）关于宇宙对称性破缺的时空衍进次序是先有"天道"（内外矢量），次有"地道"（上下矢量），再有"人道"（水平进退矢量）。

可以说，八卦这种分析方法已经系统地概括了宇宙一切稳态运动的基本矢量，超越了以往一切哲学的局限，它不再是一种哲学，而是一种"运动科学"，对于我们从根本上了解自然具有极为重要的意义。

（三）八卦的三个矢量方向所形成的空间占位

本文前面的章节曾在分析"四象五行"的矢量组合过程时提出过"周天占位角"这个概念。同样道理，"八卦"的矢量组合也能形成"周天占位角"。只不过"四象"是"轴对称稳态体系"，只有"内外""上下"两个矢量方向，其"周天占位角"可用平面直角坐标系的四个"象限"来表达；而"八卦"是"交叉双轴对称

稳态体系"，具有"内外""上下""前后"三个矢量方向，所以其
"周天占位角"就成了"立体角"，无法用平面坐标来表达，必须
引入"空间立体坐标系"和"卦限"的概念。

现代数学中，国际通用的"空间立体直角坐标系"如图 2 -
67：

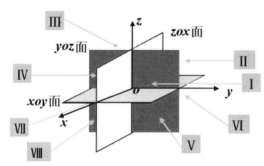

图 2 - 67　空间立体直角坐标系

三个方向的矢量（数轴）互相以 90°角交叉，国际上分别命名
为 X 轴、Y 轴、Z 轴，如果将三轴的交叉点视为 0 点，则三轴大于
0 的线段便围成一个立方体区间，其意义相当于"乾卦"的占位空
间；三轴小于 0 的区段也围成一个立方体区间，其意义相当于"坤
卦"的占位空间；三轴其他并非全大于 0 和全小于 0 的线段，则围
成其他的立方体区间。此立方体总共有八个，所以称为"卦限"
（图 2 - 68）。

国际通用的卦限命名是采用罗马数字标记，但我们也可以转化
为古中国玄学的"八卦"标记。比如，依据上图，我们把 Z 轴作为
上下轴，视为朝上；把 Y 轴作为前后轴，视为朝前（背离视线）；
把 X 轴作为内外轴，视为朝右，并把各轴大于 0 的线段视为阳
（ + ），把小于 0 的线段视为阴（ - ），则对于卦限的国际通用命名
与玄学"八卦"命名的转换关系如下：

依 X（内外），Y（前后），Z（上下）的次序，

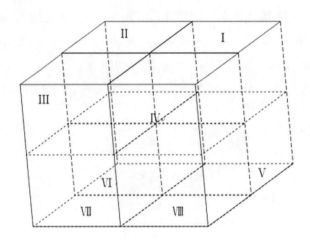

图 2-68　立体卦限

第 I 卦限为（＋，＋，＋）＝乾（天）；

第 II 卦限为（－，＋，＋）＝巽（风）；

第 III 卦限为（－，－，＋）＝艮（山）；

第 IV 卦限为（＋，－，＋）＝离（火）；

第 V 卦限为（＋，＋，－）＝兑（泽）；

第 VI 卦限为（－，＋，－）＝坎（水）；

第 VII 卦限为（－，－，－）＝坤（地）；

第 VIII 卦限为（－，－，＋）＝震（雷）。

现在，大家对于"八卦"的数学意义，应该明白了吧？至于物理意义，其实也能一目了然。但应注意，如同"四象"图形的左边必须有一个镜像才能表达一个完整的"自然热对流"一样，依照国际惯例显示的"立体八卦"图形的左边也应有一个镜像，才能表达一个完整的自然稳态体系。这是因为图中的"内外轴"是向右方向的，如果左边没有一个镜像，"内外"的物理意义就无法成立。

或许有的朋友会有疑问："本文所述的'八卦'完全是立体概念，但为什么目前流传下来的八卦图形总是平面的呢（图 2－

69）？"

　　笔者认为，图 2 – 69 所示的伏羲八卦图，是因为远古时期缺乏立体表达方式所致，其实是希望表达立体的。如果我们采用"圆锥等角投影"画一立方体，以近视距者为上，远视距者为下，并把它按立体八卦方位标记（图 2 – 70），则明显可以看出，两个图形的八卦排列极其相似，正好可以互为镜像：外侧从上到下同是"乾、兑、离、震"；内侧从上到下同是"巽、坎、艮、坤"。

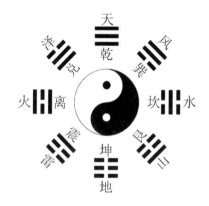

图 2 – 69　伏羲八卦图

　　可见伏羲八卦图形如此排布，其本意应是表达一种立体概念。

　　这从《易传·说卦》中也可得到印证："天地定位，山泽通气，风雷相薄，水火相射，八卦相错。"如果它们是平面的，则"八卦相错"的"错"字就很难理解；但如果换成立体概念，则恍然大悟（图 2 – 70）：它们不正是上下相错的么？文中所提的"天地、山泽、风雷、水火"之所以"定位、通气、相薄、相射"是因为这些组合都是一个在上，一个在下，处于"立体对角线"位置，从而构成"逻辑大反对"——三爻全都相反。

　　但为什么后世却把它制成罗盘，作为平面概念来处理呢（图 2 – 71）？

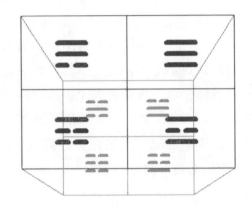

图 2 - 70 伏羲八卦图立体八卦方位标记

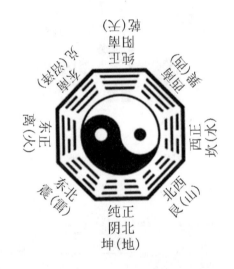

图 2 - 71 八卦罗盘的制作与处理

　　这是因为"文王八卦"的干扰。文王八卦是 3500 年前的周文王在羑里城写出来的，其图形如图 2 - 72 所示。

　　由于"伏羲八卦"是 6500 年前发明的，传至周文王时期已有 3000 年历史了，即便我们知识丰富的现代人对于 3000 年前的古文化都难以理解，何况周文王？所以笔者认为周文王其实已无法理解

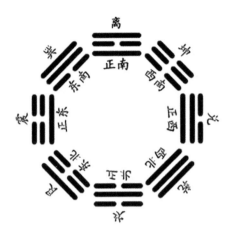

图 2 - 72 文王八卦

伏羲八卦的立体意义,只把它当作平面来研究,便觉得八卦的排列方位似乎"不对",于是根据自己对于中国地理和水文气象的理解加以改动:

(1)由于周文王是西歧人,西歧的西南方是青藏高原,即"地厚于西南",便把"坤卦"排布到西南方;

(2)由于西歧的西北方是准噶尔盆地,"地薄则天高","天倾西北",便把"乾卦"排布到西北方;

(3)由于西歧的正西方是黄河上游,"水之源头",便把"兑卦"排布到正西方;

(4)由于"巽卦"既属"风"又属"木",在西歧一带,东南风一来则草木繁荣,便把"巽卦"排布到东南方;

(5)当时已有书记载"震仰盂",周文王或许认为"仰盂"则能蓄水,而中国东方是大海,蓄水最多,便把"震卦"排布到正东方;

(6)当时已有书记载"艮覆碗",周文王或许认为"覆碗"则不能蓄水,而西歧东北方正是蒙古大沙漠,极为缺水,便把"艮卦"排布到东北方;

（7）由于"离卦"属火，火性炎热，而对于中国地域来说，越往南方越热，便把"离卦"排布到正南方；

（8）同理，由于"坎卦"属水，水性寒凉，而对于中国地域来说，越往北方越凉，便把"坎卦"排布到正北方。

周文王对于八卦如此这般地重新排布，便成为"文王八卦"。它以中国黄河流域的地理、水文、气象知识作为"预测"和趋利避害的依据，对中国历史确有一定贡献。但是应当指出，一方面它篡改了八卦的物理学意义和数学意义，使得八卦原本清晰、严密的逻辑变得无所适从；另一方面由此产生了明显的地域局限性，一旦离开了中国，甚至仅仅离开黄河流域，这种理论和这种卦象排布就不再有效。

由此可见，如果我们不明白其中的根本原理，只迷信"文王神算"，一定会自讨苦吃。

[小结]

从八卦三爻的基本意义延伸，我们很容易就能得出八卦的八组空间占位恰好是立体几何的八个卦限。

但是，在人类认识自然的道路上，始终存在着正确与错误的分歧，古中国人也不例外。

以周文王为代表的一部分古人便错误地理解了伏羲八卦的本意，误以为八卦只代表中原地区的地理气象分布，从而把它改造成一种平面理念，即"文王八卦"。

文王八卦的错误在于违背基本的宇宙物理原理，即与"太极生两仪、两仪生四象"背道而驰。在古代，或许没人敢于纠正这个错误，但古中医从未有人采纳文王八卦的学说，亦可见一斑。物理原理是一切学科的基础，今天我们必须清楚地认识到这一点。

（四）八卦可以"预测"吗——玄学的预测性与"不确定性原理"

那么，在真实情况下，"八卦"可以预测吗？

一般可以。但这个问题必须具体情况具体分析，不可迷信。

这是因为，如同物理学上有一个"海森堡的不确定性原理"一样，笔者发现，玄学也有一个"不确定性原理"。

现在我们就来做一个"物理预测"的实验（图 2 - 73）。

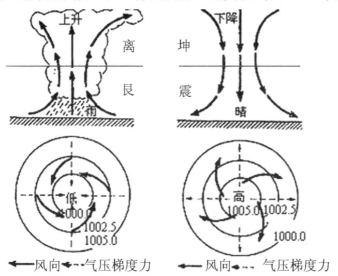

图 2 - 73　"气旋与反气旋"矢量示意图

这是一个现代气象学上的"气旋与反气旋"矢量示意图，但本文在其中添加了"八卦"概念。实际上，造成气旋的低压中心和反气旋的高压中心是有可能出现水平移动的，但这里为使实验简单明了，规定其不可移动。这样，其立体空间在"前后方向"便一概为阴（驻守而不前进）。

从而，对于气旋的下半部来说，它是一个内聚的、驻守的、上升的矢量组合，属于"艮卦"；对于气旋的上半部来说，它是一个外散的、驻守的、上升的矢量组合，属于"离卦"。

而对于反气旋的下半部来说，它是一个外散的、驻守的、下降的矢量组合，属于"震卦"；对于反气旋的上半部来说，它是一个内聚的、驻守的、下降的矢量组合，属于"坤卦"。

现在的实验只观察二者的下半部：

（1）如果在气旋的外围空间有一粒被标记的尘埃，它将来的位置会在哪里呢？根据矢量方向，毫无疑问会飘入气旋中心的上方。确定吗？确定，因为艮卦的矢量方向没有离散性，可以十分肯定。所以说，"八卦"确实具有预测性。

（2）但是，如果在反气旋的中心有一粒被标记的尘埃，依照矢量方向，它将来的位置会在哪里呢？这就完全不能确定。因为"震卦"的底爻为阳，其矢量具有离散性，于是这中心的尘埃我们只知道它会往外飘，具体方位则完全基于平均概率，可以是外周近地空间的任意一点。

这就叫**"玄学的不确定性原理"**，任何"易理大师"都不能违抗这个原理：**只要卦象的矢量具有离散性（通常是底爻为阳），未来就是不确定的。**

所以，对于八卦来说，它的预测性与不确定性往往同时存在，我们只有知道了这个原理，才能提高准确性，避免盲目性。比如，在中国人的饭桌上，经常会遇到这种情况：

家长："孩子，你不能总盯着烤肉吃，吃多了会上火的！你看妈妈昨天贪吃烤肉，今天嘴角就长疮了。"

孩子："哦，这么说我明天嘴角也会长疮吗？"

家长："当然会！"

孩子："那我和你打赌，如果我明天嘴角不长疮，以后就不听你的！"

家长："……"

这位家长由于不明白"玄学的不确定性原理"，所以教育孩子时就犯了逻辑错误。

关于这类"上火"过程，中医《素问·生气通天论》有过这样的描述："膏梁之变，足生大疔。"然而这个疔疮却不一定就生在嘴角，因为"火"这种矢量组合的方向具有离散性，完全可以发生在人体的其他地方。这样的"不确定"并非"不科学"，反而寓含着实事求是的真正的科学原理。

[小结]

本节以物理学的案例指出，在八卦的时空"洪流"中，关于任意一点的预见性是有条件的，其条件就是"矢量组合的方向性是否具有离散性"。不具离散性的，可见预测；具有离散性的，就不能确定。

这一原理可使我们避免迷信，增进科学预见。

（五）六十四卦浅析——何谓"凶吉"与"系统能量释放原则"

《易经·系辞上》说："易有太极，是生两仪，两仪生四象，四象生八卦，八卦定凶吉，凶吉成大业。"可见远古的先哲们研究"八卦"是为了"趋吉避凶，成就大业"的。

那么，怎么样算凶？怎么样算吉？其实，单独的八卦无所谓凶吉，只有当八个卦形两两组合成为六十四卦之后，才会产生凶吉。八卦两两组合而成的六十四卦全部卦形如下（表2－2）：

这六十四个卦形谁凶谁吉，并且有些什么后续变化，《易经》之中都有分别叙述，只是内容繁多，字义深奥，我们现代人难以一一理解，要靠死记硬背是很不容易的。

但笔者发现，其实无须死记硬背，这之中有一个简明而浅显的规律，那就是"系统能量释放原则"：

我们知道六十四卦的每一个复合卦都是由上下两个单卦组成的，上面的叫作"上卦"，下面的叫作"底卦"。其实在分析"凶吉"的时候，古人以"上卦"表达"主"，"底卦"表达"客"，若结合现代"系统论"来看，则"上卦"就是主体系统，"底卦"就是客观环境。于是，如果主体系统的能量释放得到客观环境的允许，就成为"吉"；如果主体系统的能量释放受到客观环境的压制，就成为"凶"。

表2-2 六十四卦卦形表

	天	澤	火	雷	風	水	山	地
天	乾	履	同人	無妄	姤	訟	遯	否
澤	夬	兑	革	隨	大過	困	咸	萃
火	大有	睽	離	噬嗑	鼎	未濟	旅	晉
雷	大壯	歸妹	豐	震	恒	解	小過	豫
風	小畜	中孚	家人	益	巽	渙	漸	觀
水	需	節	既濟	屯	井	坎	蹇	比
山	大畜	損	賁	頤	蠱	蒙	艮	剝
地	泰	臨	明夷	復	升	師	謙	坤

何以见得如此呢？

我们可以采用"极限求证法"，大家请看六十四卦表。由于在八卦当中，能量释放的极限就是"乾"，具有向外、向上、向前三个方向的释放途径，所以，如果乾卦作为主体在上，则作为环境的底卦除了与乾相配之外，其他任何卦形为底都有"凶"的因素，因为总有某个方向的能量释放受阻，其中最凶状态是"否卦"（上乾下坤，导致三个方向都受压制）；反之，如果乾卦作为环境在下，则其上方无论配以何卦作为主体，都是大吉，因为环境一切都允许，主体的能量释放怎么也不会受阻，其中最吉状态是"双乾"，能量释放的三个方向全都通畅，所以《易经》对此批注："天行健，君子当自强不息。"

有了这个规律，六十四卦所有的内容都可以此类推。似乎很简单？是的，有一个西方先哲说过："真理就是简单的。"

或许有人会问："在宇宙中，能量的释放与受阻都是自然现象，为什么古中国要规定释放为吉，受阻为凶？"

问得好！自然能量的释放与否本无好坏之分，正是因为与人相关才有了"凶吉"。人是生物的一员，一切生物的发展规律都是从小到大，由弱到强，其生物能量必须释放，其生物空间必须拓展。所以，才把主体系统能量得以充分释放作为"大吉"。

至于能量释放的后续变化，《易经》之中称为"爻变"，原本也是深奥得很，但若结合"能量释放原则"，依旧十分简单。

这里主要牵涉一个"主随客变"还是"客随主变"的过程。

大凡中国人都知道"否极泰来"这个成语。"否卦"与"泰卦"的卦形区别就是一个"天上地下"，一个"地上天下"，由于底卦代表环境，当"地"在下面时，主体能量的一切方向（外散、上升、前进）全都受阻，当然"大凶"。怎样转化成相反的呢？或者主体改变，或者环境改变，除此之外别无他法。

"主随客变"以植物种子萌发为例。种子萌发是一个吸水膨胀、向上出土、向一切可能的空间伸展的过程，这就需要有极其合适的环境。假如干旱缺水、巨石压顶、天寒地冻，那是无法生长的。如果硬要生长，那就是"否"；如果植物种子发现环境不利就停止萌发，只保持种子本来的形态，那就是"爻变"，即"上卦"由"乾"变"坤"（原本的三根阳爻变成阴爻），主客之间的对抗就会因此缓解，这就叫"主随客变"。严格地说，这时只是上下都为"坤卦"而已，作为环境的底卦没有变化，还不能叫作"否极泰来"；真正的"否极泰来"是环境已经好转，一切能量方向全都允许，种子却未萌发的状态。毫无疑问，作为种子如此迟滞，失去发展机会，并不见得很好，只不过与环境之间求得相安罢了。

"客随主变"以手雷爆炸过程为例。手雷向前扔出，炸药便已触发，其能量向一切方向挣扎欲出。一开始会有坚硬的弹壳封闭阻挡，这一瞬间便是"否卦"；然而炸药力量极强，弹壳顷刻崩解四散，压力全消，即相当于"底卦爻变"，由"坤"变"乾"（底卦的三爻由阴变阳），这就成为"客随主变"；炸药猛烈爆炸，显然会经历一个"双乾卦"的短暂过渡；但最后，由于炸药的能量释放完毕，"上卦"的三爻终于也发生爻变，由"乾"变"坤"，便形成"坤上乾下"，即"否极泰来"的完整结果。

由此可见，这样的"否极泰来"是要有"主体能量的主动作为"为基础的，所以 20 世纪一位著名的军事家曾经说过："往往有种情形：有利的情况和主动的恢复，产生于'再坚持一下'的努力之中。"（《抗日游击战争的战略问题》）其实，这就寓含着因"客随主变"而导致"否极泰来"的微妙原理。当然，这时的前提是"主"的能量可以强于"客"的压制；如果相差悬殊，还是老老实实做一粒"种子"吧。

行文至此，不知大家还会认为八卦易理"非常神秘"么？其实它的全部"秘要"，无非是一个"系统能量释放原则"，一个当系统与环境发生关系时，针对不同的环境，系统能量应当何时、何处释放的抉择。

正确的抉择可使军事家战胜敌人，可使物理学家征服自然，而对于中医尤为重要：一个思维清楚的中医所面对的其实不是所谓"疾病"，而是各种内外交错的"生物矢量"，如何认清形势，如何斡旋其中，何时主随客变，何时客随主变，"运用之妙存乎一心"，而"汗、吐、下、和、温、清、补、消"则表达了中医几千年来所积累的针对生物矢量的丰富手段。

壮哉，易理！壮哉，中医！壮哉，大自然！

[小结]

　　前面我们提到，一个生物物种采取什么维度的稳态形式，既取决生物的主动性，更取决于它所面临的环境，二者是相辅相成的。古中国"六十四卦"便是为解决"系统的主动性"与"环境的逼迫性"而建立的一种"矢量对抗与推演阵列"。

　　六十四卦由上、下两个八卦图形叠加而成，上面的代表主体系统，下面的代表客观环境，二者简称"主""客"。由于主、客各有八种动态模式，合起来便有六十四种排列结果。

　　古人以"凶""吉"来归纳这六十四种结果。其中，某一维度的系统主动矢量与环境逼迫矢量处于对抗状态为"凶"，处于非对抗状态为"吉"；全部维度都处于对抗状态为"大凶"，全部维度都处于非对抗状态为"大吉"。

　　而基于系统的主动性，主客对抗的预后也有着"主随客变"与"客随主变"两种转归。对于生物而言，理想的转归是在某一维度上克服环境——"客随主变"。

第三章　物理模式决定生物模式

——广义热运动在生物构造的表达

上一章我们谈到了玄学的物理学原理，指出古中国玄学的"阴阳""五行""八卦"其实是揭示了一种广义的"宇宙热运动规律"。那么，中国几千年来对于这个规律的运用，似乎主要在于"中医治病"，这个规律为什么能治病呢？本章就来解说"宇宙热运动"及"广义热对流"在地球生物现象的表达，向大家展示一个人们普遍没有意识到的宏观生物学规律。

第一节　从"六经"说起

一、广义热运动的抽象矢量与具体轨迹

六经是古中国八卦理论的精华，也是具体形成"人体经络"的矢量基础。

为什么说六经是八卦理论的精华呢？

因为八卦理论是一种概括交叉双轴稳态系统与环境的宏观矢量相互制约的完整的数学模式。在这一模式中，系统具有内外、上下、前后的完整矢量，环境也有内外、上下、前后的完整矢量，很合乎工整的数理思维。

但自然界有的时候并不那么工整。比如我们对一个交叉双轴对称稳态系统的横截面进行分析，并把这一"环状翻滚"运动还原为系统与环境的原始矢量，就发现在这个横截面上，系统的原始矢量并非内外、上下、前后都有，其实只表现膨胀（收缩）一种矢量；

而环境对于这一膨胀系统的影响，也只表现为引力和浮力。由于膨胀系越近中心引力浮力越高，越近边缘浮力越低，如果是一种线性分布的话，可如下图：

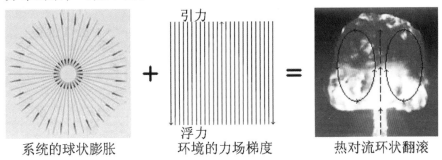

系统的球状膨胀　　环境的力场梯度　　热对流环状翻滚

图 3-1　"环状翻滚"运动还原为系统与环境的原始矢量

由图可见，"热对流环状翻滚"的实际轨迹，其实是由系统的膨胀/收缩矢量（场）与地球环境的升浮/沉降矢量（场）的合力所完成的。

如果把这一截面空间作为"卦象"处理，则"系统卦"只有"底爻"（内外矢量），"环境卦"只有"上爻"（上下矢量）。但系统矢量与环境矢量根据阴阳两两相配，也可组成如下四个"卦象"（如图）：

其中环境之阳（向上）配系统之阳（向外），二者皆阳则为"太阳"；环境之阳（向上）配系统之阴（向内），一阳一阴则为"少阴"；环境之阴（向下）配系统之阴（向内），二者皆阴则为"太阴"；环境之阴（向下）配系统之阳（向外），则为"阳明"。

或许有人感到不解，为什么环境之阴配系统之阳是"阳明"而不是"少阳"？

首先，正如《老子》所说："名可名，非常名。"在"唯动宇宙观"中，名称是次要的，主要是关注它的矢量组合，就像"五行之火"并非"八卦之火"一样。

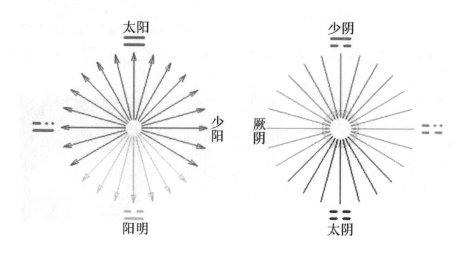

图3-2 系统矢量与环境矢量共同组成的变异卦象

其次，"少阳"这一名称，其六经概念与四象概念有所不同，古人给它另外安排了空间。这并非"另一维空间"，只是将原有的截面空间进行了"挤占"。因为古人发现，在膨胀而均匀向外投射的矢量系统中，上部的矢量线显然是受着环境升浮力的影响，所以叫作"太阳"；下部的矢量线显然是受着环境沉降力（引力）的影响，所以叫作"阳明"；但还有一些中部的矢量线，只向着两侧投射，似乎是既未受浮力影响，也未受引力影响，或者说二者影响产生了"折中"，这样的矢量区间就单独给了一个概念——"阴阳之间"。

从而，以环境的"阴阳之间"配系统之阳，一中一阳则为"少阳"。

同理，以环境的"阴阳之间"配系统之阴，一中一阴则为"厥阴"。

于是，在此截面的整体概念如图：

由图可见，在矢量方位上，太阳与太阴相对（逻辑大反对），同时却与少阴"相表里"（相互接近）；太阴与太阳相对，却与阳

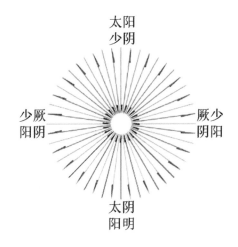

图3-3　三阴三阳的整体概念

明相表里；少阳与厥阴则既相对，又相表里。这一点在中医临床当中十分重要，切不可加以混淆或等闲视之。例如，不要以为"阳明与太阴相表里"，以阳明之力便可完全克制太阴，其实阳明之"阳"若不得太阳相助，是不足以对付太阴之"阴"的，所以临床上治疗"太阴病"的"理中丸"，常常要加上"附子"成为"附子理中丸"，以"太阳之火"相助才更有效力。

　　而该图（图3-2）和前一图（图3-3）所指示的各种阴阳矢量的投射方向，对于生物来说便是"**生物矢量**"，这种生物矢量也是构成中医的人体实际"经络"分布的方位基础。

　　比如，在图3-2中，取代表阳矢量的左图的一半，再取代表阴矢量的右图的一半，把它们剪切下来，重新合成一个球状矢量图（图3-4左图），对比人体前臂横截面的中医经络位置（图3-4右图），就会发现它们在方位上完全一致。

　　也许有人会有疑问：广义热运动及广义热对流都是自然形成的，岂能采用人为的图像切割来拼凑？

　　不，虽然我们的示意图采用了图像切割术，但实际上的"阴阳

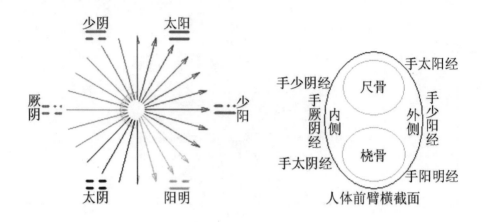

图 3-4　人体前臂经络位置与广义热运动矢量对应图

各半的矢量转移"是"太极牵引"所造成的。

何谓太极牵引？

我们知道，本文此前关于阴阳的矢量分析都是基于单个球状膨胀的热系统的，这可称为"单球模式"。单球模式之所以是这样的形式（图 3-3），是因为它的重心即"太极"位于膨胀球中间，所以阳矢量由中心发出，阴矢量由中心收拢。

但如果某个热系统具有两个"球状膨胀"运动，并且相互关联呢？

有这样的热系统吗？有。比如人类，或者类似的地球动物，它们的四肢都是左右成双的，但共属于同一个机体。

那么，如果把人的左右两臂视为同一个热系统来看，它们共同的重心就不再是膨胀球之内，而是位于两臂之间的连线中点了。而这样一来，生物矢量就会扭转，阳矢量转由两臂之间的"太极"发出，投射到两臂外侧；阴矢量也由两臂外侧向两臂之间收拢，投射到两臂内侧，状如下图（图 3-5）。

这似乎有些匪夷所思？但这正说明了人体阴阳经络在左右四肢的实际情况：阳经所占体表面积较大，阴经所占体表面积较小，具有"阳包阴"的特点。

所以,对于人体热系统的阴阳分析,更适于"双球模式"。

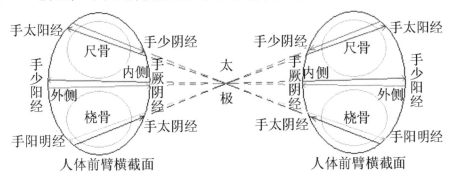

图3-5 根据太极原理拓扑人体双前臂六经矢量投射于体表的位置

而且对于人体躯干的经络走向,双球模式也能说明一定问题。(图3-6)

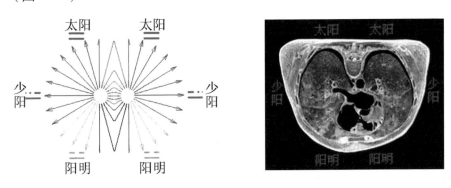

图3-6 以广义热运动"双球系统"拓扑人体躯干横截面"三阳经"方位

由图可见,太阳、少阳、阳明的投射部位与人体横截面的"三阳经"部位十分吻合。

但是"三阴经"的方位却没有着落,至少无法从该图简单地演绎出来。

这时我们就要拓展思路。

人体的躯干在胚胎发育中是怎么形成的？人胚最初只是一个胚盘，那时只有背面和腹面，并无胸腹腔。胸腹腔是由胚盘先向两侧伸展，再向腹面包抄，最后合拢而形成的（图3-7）。

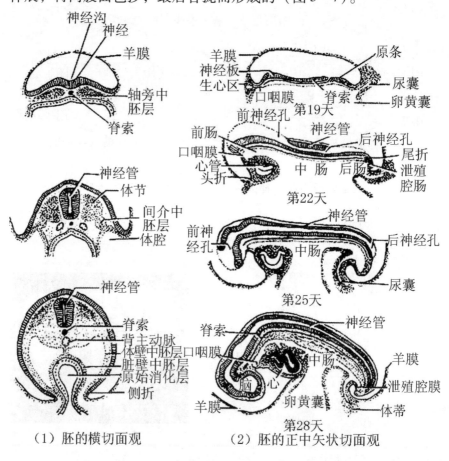

（1）胚的横切面观　　（2）胚的正中矢状切面观

图3-7　人体躯干在胚胎发育中的包卷运动

那么，大家是否考虑过，当胸腹腔尚未合拢之时，躯干经络是怎样分布的呢？

如果我们把左右两臂横截面以适当角度并列在一起，以比照这时的胚胎躯干（图3-8），就会发现这时的胚胎躯干经络分布反而十分清晰，几乎一目了然：左右三阳经按太阳、少阳、阳明的顺序

依次分布的背侧体表，左右三阴经按少阴、厥阴、太阴的顺序依次
分布在腹侧体腔表面（合拢之后就成为胸腹腔内面）：

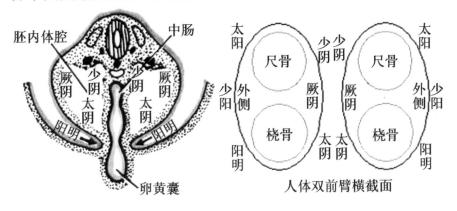

人体双前臂横截面

图3-8 胚胎体腔未合拢时"三阴经"的分布（与成熟四肢对比）

但是，当胸腹腔合拢之后，这些原本位于体腔内表面的"三阴
经络"又将怎样表达于体表呢？

本文认为，它是通过向腹侧的"垂直投影"而反映于体表的。

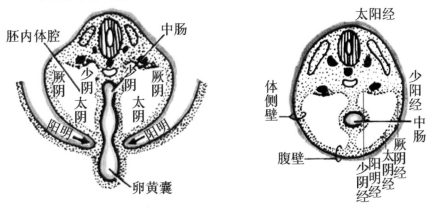

图3-9 胚胎体腔合拢后，原本位于内腔表面的"三阴经"向腹侧投影

而这"投影"则有讲究。

通过本文前面的矢量分析，其实我们已经知道所谓经络并不只

是一条线，而是一片呈现着"周天占位角"（立体角）的区域带。古中国人之所以在针灸经络图中画成一条线，只是一种"取中值"的"代表线"而已。

取中值通常有两种方法：一是"区域取中值"，二是"重心取中值"。本文发现对于阳经是区域取中值为主，所以阳经在体表的位置看起来都比较规范；而阴经则是重心取中值为主，所以阴经在躯干表面的位置往往有些出人意料。

本文认为，其实根据图形来看，它还是有规律可循的。

由于躯干的少阴经区段有脊柱存在，重心偏向人体正中线，所以"取中值"也就靠近脊柱，再向腹侧投影之后就落在阳明经内侧，几乎紧贴着前正中线。

由于胚胎时期胸腹腔合拢之后，前腹壁较薄，延往两侧则呈渐厚趋势，重心偏外，所以太阴经区段虽与阳明经区段几乎重叠，"取中值"的位置却稍稍偏外，垂直投影之后便落在阳明经外侧。

由于胸腹腔合拢之后，其内表面是弧形，而"厥阴经"的矢量又投射在内表面的两侧，其向腹侧垂直投影之后自然就落在太阴经的外侧。

这便是人体躯干三阴经络之所以如同《针灸经络图》这样分布的原因。

二、广义热运动在交叉双轴对称稳态系统中的特殊轨迹

以上，我们运用广义热运动原理成功地拓扑了人体横截面三阴三阳经络的分布。但在古中医文献中，这些经络不仅有着体表分布，而且有着"循行方向"。比如以主体躯干的纵向描述为例，"足三阴经由足至胸，足三阳经由头至足"，也就是说，中医认为人体腹侧的"三阴经"（生物矢量）都有一种向头运动的轨迹，而以背侧为主的"三阳经"（生物矢量）都有一种向尾运动的轨迹。这是根据什么而认定的？它有科学依据吗？

有。这牵涉自然热对流在"交叉双轴对称稳态"时空之中所运行的特殊模式。

我们知道，如图3-1所述，一个各向同性的"球状膨胀"热系统在"轴对称稳态形式"的空间结构中，由于受到由中心到外围的地心引力与浮力梯度的影响，会形成典型的自然热对流"环状翻滚"轨迹。

但人体生命或绝大多数地球动物的生命稳态形式已不再是单纯的轴对称，而是兼有着背腹方向与头尾方向的"交叉双轴对称"的空间形式。

在这种空间形式下，自然热对流将有什么样的轨迹呢？

毫无疑问，由于人和绝大多数地球动物均为左右对称，提示我们就"交叉双轴对称稳态系统"的横截面而言，它会依旧如图3-1那样，是一个"环状翻滚"的轨迹。

但在它的纵剖面上，情况就不一样了（图3-10）。

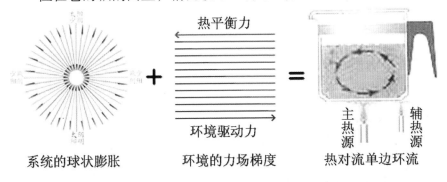

图 3-10 热对流单边环流的纵剖面，系统矢量与环境矢量的分解合成

首先，由中心到外围的引力/浮力梯度依然存在，使得上图左侧的球状膨胀已不再是"各向同性"的膨胀，而是具有"六经"性质的膨胀。

然而更重要的是，环境中增加了两个额外的水平力场梯度，这就是环境驱动力和它的反作用力——热平衡力。与图3-1相比，环境驱动力/热平衡力所构成的力场梯度很像是半个水平放置的引力/浮力梯度，然而只有"一半"，是因为它不像垂直的引力、浮力梯度那样具有左右对称的矢量空间，它的矢量两侧是一上一下不对称的，所以就只有"半边坡度"。

至于何谓"环境驱动力"？比如地势对于河流的作用、日月移动对于潮汐的作用等，其实说到底就是环境能量在水平方向具有定向的不均衡分布。

笔者在上图中，通过给正常加热的烧杯添加一个辅助热源的方法，人工制造了环境在水平方向的"不均衡能量"，其结果十分令人满意：使原本"环状翻滚"的烧杯液体出现了新的热对流轨迹——"单边环流"（图 3 - 10 右）。

这是一种在"交叉双轴对称稳态"的时空必然出现的特殊的自然热对流形式。

而说其"特殊"，只是针对"单轴对称稳态"而言，其实在地球的自然界也算常见，如"海陆水循环"（图 3 - 11）。

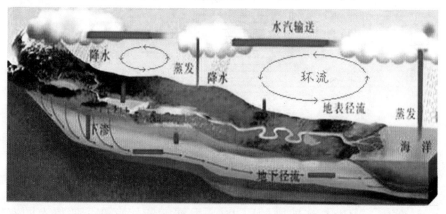

图 3 - 11　表达广义热运动"单边环流"的自然界水循环示意图

由图明显可见，自然热对流的"单边环流"具有"低处向前、高处向后"的矢量特点。

中医正是根据这个原理，而主张同样作为"交叉双轴对称稳态体系"的人体或地球生物体，也有着"低处（腹侧）向前（向头）、高处（背侧）向后（向尾）"这样的热对流趋势。

但是我们知道，作为多细胞动物的人体，其细胞位置是相对固定的，并不能像沸粥的米粒那样随着热对流而移动，所以至今为止的科技水平并不能获得较为直接的可观察证据来证明这种生物体内的热运动轨迹。这也是不少人对于中医经络理论抱有怀疑态度的原因。

然而，如果我们凭借唯动宇宙观思考，则并不排除可以采用"等效原理"来证明它。

因为我们知道人的细胞位置虽然基本固定，但体液依旧是流动的，其中最重要的是血液循环，所以血液循环无论在理论上还是实践上，都有着等效自然热对流的作用。

我们不妨观察一下早期胚胎的血液循环轨迹（图 3 - 12）。

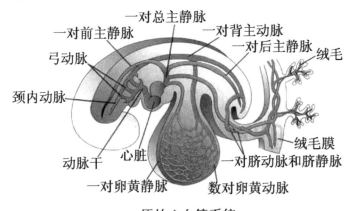

原始心血管系统

图 3 - 12　热对流"单边环流"在早期胚胎纵剖面的体现

由图可见，从宏观来看，只要我们根据心脏位置观察血液流动方向，则早期胚体主要的动静脉分布恰好体现了热对流"单边环流"模式："腹侧向前、背侧向后。"

虽然对于一种客观现象，不同的学科可以运用不同的原理来解释，但无可否认的是，它为中医的阴、阳经络循行方向提供了等效证据。

换言之，由此可以认为，"广义热运动"是自然界生命与非生命所共有的一种抽象运动规律。它在"交叉双轴稳态系统"的运行特点是纵向的"单边环流"与横向的"环状翻滚"相结合的一种模式。［古中医则分别以"营气运行"描述纵剖面状态（营行脉中），以"卫气运行"描述横截面状态（卫行脉外）］

然而，正因为如此，或许会有疑问：本图的原始血液循环只能说明此时胚胎的纵剖面存在"自然热对流"的痕迹，但在胚胎的横截面又以何为证呢？

不错，胚胎横截面并无明显的体液环流轨迹。

但是，笔者观察到胚体细胞群的生长发育动态却与自然热对流模式极为吻合。

我们知道自然热对流在不受约束的大范围自由空间通常表现为"蘑菇云"动态（图3-1）。而从胚胎由三胚层到闭合体腔的生长过程来看（图3-7~3-9），宏观表现基本上就是一个"蘑菇云"的动态，其中卵黄囊和脐带部分相似于"蘑菇柄"（中心气柱），胚体部分相似于"蘑菇伞"（环状翻滚）。如果嫌静态图片还看不真切，还可以看一遍胚胎发育的缩时电影，其"蘑菇云"动态则更加惟妙惟肖。

看过胚胎发育缩时电影的人应当不少，或许曾经联想到"蘑菇生长"或"蘑菇云动态"的也大有人在，但本文在此要强调指出，这不是一个艺术欣赏的话题，而是一个严肃的科学命题。因为这不是一个偶然，不仅胚胎整体如此，而且各个重要脏器的发育，比如肾、肝、肺、脑也都是类似的"蘑菇云状"的发生过程。究竟是自然热对流的物理矢量迫使生物顺着它的方向发育，还是生物基因主动地模仿着自然热对流的动态？逐步证明一个贯穿于生命与非生命之间的宇宙学原理，从而揭示生命的起源，将是物理学家与生物学家共同的长期任务。

本文认为，对于生命，被动与主动或许兼而有之。

因为就人体受到致病微生物感染的过程来看，绝大多数细菌进入人体之后，都只能被动地顺着体液流动的方向而分布。

以此类推，地球最初的生命以其不完善性，体液循环或许只能被动地受着自然热对流的裹挟。但久而久之，它的基因就记载了这种最初的生命运动方式，即使发展到高级阶段之后，依旧不能"遗忘"，以至于"下意识地"总是遵循这一模式。

当然，也不排除这样一种可能："自然热对流"这种能量交换模式，由于"阴""阳"物流可以各行其道，对于系统整体熵值的降低有利，所以生物发育在自然选择中必须遵循它。

至此，种种迹象表明：**最初和最基本的生命运动就是对自然热对流（广义热运动）的记忆和模拟。**

这是一件堪比"宇宙起源"同等重要的大事。虽然，宇宙起源于广义热运动，是生命起源于广义热运动的前提，但如果没有任何生命去记忆它，我们就什么也不知道。

"生之本，本于阴阳。"

壮哉，生命！

三、阴阳六经的生物物质基础

我们已讨论了早期胚胎的生长发育过程中存在或模拟着自然热对流现象。而对于"交叉双轴对称稳态系统"的自然热对流，如前所述，中医习惯上把它分解为"六经"矢量。

所以我们要进一步讨论的是，这阴阳六经矢量的划分，究竟是纯理论的，还是有着生化物质基础的客观事实？

我们的基本观点是"唯动宇宙观"。但宇宙时空任何运动（矢量），之所以能被发现，就是因为时空运动总能裹挟着一些物质。比如"宇宙膨胀"或"宇宙大爆炸"的发现便是这样，因为看到了所有星系都在远离而去。

所以，要证明"六经"这种生物矢量的存在，也必须观察其立体角方向能否裹挟到不同的生化物质。这是一种科学态度。

现在请看下图，这是一个海鞘受精卵的细胞质动态分布图。

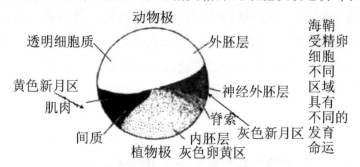

图 3 - 13　海鞘受精卵细胞质的方位性分布
（导致不同区域具有不同的发育命运）

由图可见，其中透明细胞质、黄色新月区、灰色新月区、灰色卵黄区基本呈现着立体角分布，也就是说，虽然角度各有大小，但它们大致上都有各自的"周天占位角"。对照前面图 3 - 3（亦可参考图 3 - 4）所示的六经方位，两图具有明显的相似性，说明此时此刻"太阳"与"少阴"矢量裹挟了透明细胞质；"少阳"与"厥阴"矢量裹挟了黄色细胞质与灰色细胞质；"太阴"与"阳明"矢量裹挟了卵黄质。

而这种"裹挟"将使受精卵的不同方位（立体角）具有不同的"发育命运"。

对于"交叉双轴对称的稳态方式"来说，其矢量只有左右方向是对称的。所以随着受精卵细胞的分裂繁殖，除了左右方向的分裂会使细胞质均等分布之外，其余在背腹轴、头尾轴等方向的任何分裂都是"不对称分裂"，导致细胞质的不均等分布。

比如，当受精卵发育为 8 个卵裂球时，就会出现如下的细胞质状况（图 3 - 14）。

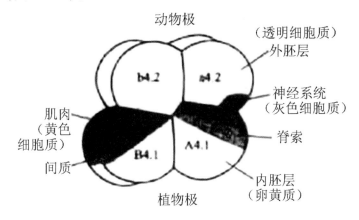

动物极

（透明细胞质）
外胚层

b4.2　a4.2

神经系统
（灰色细胞质）

肌肉
（黄色
细胞质）

脊索

间质　　B4.1　A4.1

内胚层
（卵黄质）

植物极

图 3 - 14　最初受精卵细胞质的方位性分布，
导致卵裂球各自获得了不同的细胞质

这种不同的细胞质被不同的卵裂球包裹的现象，生物学上称为"胞质隔离"。而正由于这种"阴阳六经"方位的胞质隔离，触发了各种细胞不同的基因表达，随着它们不断分化，才渐而发育成不同的器官（图 3 - 15）。

由此可见，在胚胎发育过程中，"阴阳六经"的存在是客观事实。

并且，即使发育为十分高级的动物成体之后，阴阳六经所展现的"胞质隔离"作用依然存在。例如我们可以把自己的手臂伸出来察看：

在人体前臂内侧表皮，分布着少阴、厥阴、太阴三经，虽然同样是表皮，少阴区域最为细腻平滑；厥阴次之；至太阴区域则逐渐粗疏。

在人体前臂外侧表皮，分布着太阳、少阳、阳明三经，虽然同

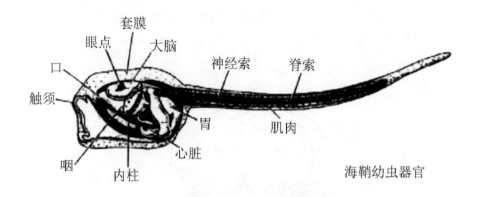

图 3 - 15　方位不同且细胞质不同的卵裂球最终发育为不同的器官

样是表皮，太阳区域纹理稍细，毛孔较小；少阳居中；至阳明区域则纹理粗糙，毛孔也大。

这说明虽然同样是鳞状上皮组织，但依阴阳六经分布的不同，其细胞致密度、细胞充盈度、胞质内容具有明显差异。

这样的差异究竟会导致什么样的生理生化影响，尚有待于物理学家和生物学家深入研究。但总的说来，中医经络的存在，贯穿于整个生命过程，是毋庸置疑的。可以推论，它不仅在发育生物学的"细胞命运决定"中起着至关重要的作用，而且在成熟机体的健康与疾病中继续发挥着作用。

四、经穴治病原理

（一）穴位的本质与最初形成

说到经络对于健康与疾病的影响，或许人们首先会想到针刺经穴的止痛效果。

国外有人做过实验：针刺经穴能导致脑内产生"内啡肽"，这种物质在一定程度上能够全身性止痛。

但也有人做过对照实验：针刺人体体表的任何地方，都能在脑内产生"内啡肽"。从而认为这只是"针刺作用"，而不见得是

"中医经络作用"。

这是由于大多数人都以为经络是"一条线"，殊不知中医经络只是体内发育的生物矢量以一定角度投射于体表的带状区域。换言之，体表并无"非经络"的空白，针刺体表的任何部位都有其相应的经络作用，只不过古中国凭着千年经验而找出的"穴位"具有更高的"效价强度"而已。

说到这里，或许有人会问："穴位"的本质是什么？为什么具有较高的效价强度？

问得好。要回答这个问题，还得追本溯源——从胚胎发育说起。

人生第一个穴位是什么？就在卵子受精的时刻，第一个精子穿入卵子之处。

《老子》说："谷神不死，是谓玄牝，玄牝之门，是天地（阴阳）根。"所谓"穴"的意思，就是相对空虚之处；而"谷神"则是空虚之处的生命变化。无精卵的状态，可以视为"无极"，周敦颐说："无极之真，二五之精，妙合而凝。"一旦精子穿入，"无极而太极"，就会引发"太极阴阳"变化。具体的变化，生物学家已经研究得较多了，包括双方染色体的配对结合，原有细胞质的重新分布，在精子入侵点（原始穴位）对侧出现灰色新月环（预定背侧），从而确定背腹轴、头尾轴等。

根据这种情况，原始穴位的本质如下：

（a）它具有损伤刺激的性质。

（b）它影响到基因。

（c）它能引发或改变诸如背腹轴、头尾轴的生物矢量。

（d）它能影响细胞质随生物矢量而变化。

胚胎发育成体之后，"原始穴位"的立体角已为诸多其他经穴所覆盖，但它的作用并未完全消失，只是也随着发育而分化，"传承"到了其他经穴之中。

所以，适当的穴位刺激，不仅仅是止痛而已，主要是能激发基因活性而增进健康，包括纠正新陈代谢偏差、改善营养和体液循环、增加免疫力和抗病能力等。

（二）成体穴位的解剖学初探

那么，"穴位"与"非穴位"相比，为什么具有较高的效价强度？

这显然要涉及成体之后的解剖学问题。

从体表形态来看，中医自古流传下来的人体穴位，通常都具有"体表凹陷处"的特点。为什么呢？

这是因为我们在体表所见的"体表凹陷处"，在皮下往往是几条肌肉交错所形成的间隙。有间隙，才有凹陷。而针刺这种位置，就可以同时刺激多条肌肉的肌膜，所以才有较高的效价强度。比如中医的很多常用穴位：足三里、三阴交、承山、殷门、合谷、外关都在明显的肌肉夹缝之间。

原来中医针刺穴位的目标是这些肌膜或筋膜吗？笔者认为，除了个别情况之外，大部分是。

中医的经络理论把手足阴阳六经分为"十二经脉、十二经筋、十二皮部"，其实所谓"十二正经"只是活的机体所具有的呈立体角投射的生物矢量，并无从头到尾与之相应的实体结构；我们临床上对于"经脉"的刺激包括它的感传作用全靠"经筋"和"皮部"来实现。

"刮痧"治病仅仅针对"皮部"；"按摩"疗法主要疏解肌肉即"经筋"；"针刺"穴位则具有同时刺激"皮部"和"经筋"的妙用，所以是中医经络祛病最常用的手法。由于肌膜比肌肉深部的敏感性大，所以就要求针刺穴位尽量不要扎穿肌腹，而是贴着肌膜、筋膜而入，才能显效。而当行针者具有"得气"手感的时候，其实是患者多条肌肉受刺激而轻度膨胀，将针体"夹住了"。

或许有人产生反思：既然针刺穴位是为了获得更高或更广泛的

感应度，直接针刺神经干岂不是更好？是否古中医并不知道神经的存在？

这是一个很有争议的问题。古中医限于当时的技术水平，可能不知道神经系统的解剖结构，但对于神经损伤的病理描述还是有的，基本上是归于"脏"的范畴，比如："喜怒不节则伤脏"（《灵枢·百病始生》）；"脏者，人之神气所舍藏也"（《难经·三十四难》）；"……筋骨肌肉不相亲，经络败漏，熏于五脏，脏伤则死矣"（《针灸甲乙经·卷十一》）。

既然是"脏"，"脏伤则死"（至少会有局部坏死），自然就不主张损伤性刺激，所以中医穴位大都以末梢性刺激为主，由此可见中医也是极为谨慎的。

并且，笔者还注意到，对于肌膜的刺激，一般不会产生锐痛，这是它与神经干刺激最大的区别。换言之，中医的穴位手法并不追求痛觉刺激，而是较为深在的"植物性刺激"。这才是较为有效的"经络效应"，即能够调动"生物矢量"的关键。

至于"经络"究竟是何物，《灵枢·经脉》说："经脉十二者，伏行分肉之间，深而不见……诸脉之浮而常见者，皆络脉也。""何以知经脉之于络脉异也？黄帝曰：经脉者，常不可见也，其虚实也，以气口知之；脉之见者，皆络脉也。"

这一段话常使人以为"'经脉'是较为深在的大血管，而'络脉'是较为浅表的小血管"。

然而联系到《素问·平人气象论》的另一段话，又与之矛盾："胃之大络，名曰虚里，贯鬲络肺，出于左乳下，其动应衣，脉宗气也。"

很显然，这是心脏搏动。换言之，血循环中枢及其大血管也属于"络"？

古中医的逻辑如此不堪推敲吗？

不，若以机械唯物论的视角，显然是找不出答案的；但以"唯动宇宙观"来看，这只说明一个问题：

所谓"经脉十二者深不可见"，并非说它是深部血管（或神经），而是说它根本就是一种抽象的"生物矢量"，所以才"不可见"，而解剖学可见的血管、神经、肌肉等，都属于"络"。最早的胚胎并无血管、神经，这是为了支持"六经"的生物矢量延续而发育分化出来的职能结构，所以叫"络"。而"六经"的生物矢量在血管神经形成之后，也逐步体现在血管神经的功能之中，所以我们才能从早期胚胎的血管走向中，看出"自然热对流"的迹象，同时，"六经"生物矢量的虚实，也就可以从"气口"的切诊中体察出来。

所以，所谓"经"与"络"的关系，可以说是一种"原理图"与"实体图"的关系。"经"只是代表了一种"胚胎发育命运决定"的矢量原理，而具体的落实，最初是通过"胞质隔离"，随后则是通过血管、神经、肌肉等的结合来体现的，而这些就是实体的"络"。实体的"络"之所以会有这样的形状，是因为胚胎发育过程不但受到"胞质隔离"的影响，还受到"各组织间互相诱导"的影响，所以就不像"最初的原理"那么直接和规范。但是，物种发育毕竟需要一种节能形式，也就必须体现"广义热运动"意图，也许过程迂回，也许会在局部与全局的等效前提下分节段实现，但不会不去实现它。这样的话，尽管成熟肌体的血管、神经、肌肉走势错综复杂，我们还是能或多或少地看出那种"生命程序最初的意图"。

比如，以"足阳明胃经"为例，则可看出它的"走向"其实是通过肌肉来分段实现的（图3-16）。

如图可见，在头部，其走向依据咬肌和面部表情肌；

在颈部，依循胸锁乳突肌；

在胸部，依循胸大肌与腹直肌腱膜；

在腹部，依循腹直肌（外缘）；

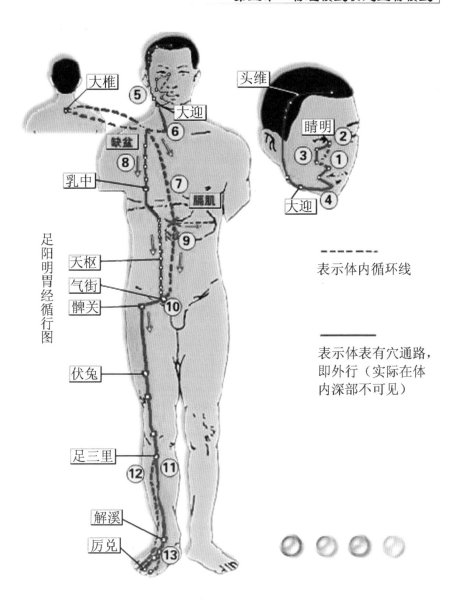

图 3-16 足阳明经走向的分部接续

在大腿，依循股直肌（外缘）；

在小腿，依循胫前肌与趾长伸肌（之间）；

在脚背，依据趾长伸肌腱膜（取中值）。

显然，这说明抽象的"经脉"实际上可以由分节段的实体肌肉的串联而"等效实现"。

当然，我们直接看到的是肌肉，但肌肉功能其实是神经反射的延续，血液也是肌肉生存的必要条件，所以实际上的"经脉功能"是由神经、体液功能共同实现的。

所以，古中医典籍对于"络"的描述通常是血管、神经、肌肉、皮肤的综合概念。

那么，爱好逻辑的朋友可能就要问了：血液职能与神经职能在现代医学中是很有差异的两个概念，它在中医理论中就没有任何区别吗？

其实也有区别，并且是以中医的两个重要概念来区别的，那就是"营"和"卫"。

《灵枢·卫气》说："五藏者，所以藏精神魂魄者也；六府者，所以受水谷而行化物者也。其气内干五藏而外络肢节。其浮气之不循经者，为卫气；其精气之行于经者，为营气。"

《素问·痹论》还有进一步的说明："卫者，水谷之悍气也，其气慓疾滑利，不能入于脉也，故循皮肤之中，分肉之间，熏于肓膜，散于胸腹。""营者，水谷之精气也。和调于五藏，洒陈于六府，乃能入于脉也。故循脉上下，贯五藏，络六府也。"

根据以上叙述，我们基本上可以认为，古中医所谓的"脏"，其实是一种较为抽象的调节、指挥机制（"所以藏精神魂魄者也"）；而我们现代解剖学所见的"内脏"，其实又以受指挥的执行器官居多，几乎没有哪个能超脱于"化物"之外，认真说来大半是"腑"。

但这种"调节指挥中心"不管究竟藏在哪儿，其调节过程都要"内干五藏，外络肢节"，这又是"经络"的总职能，或者说必须通过"经络"才可以实现。那么根据现代知识，很显然其中既有神经调节，也有体液调节，这是无法逾越的。于是换言之，所谓的

"络"，也就既包括神经，又包括血脉。

于是按照逻辑，神经调节强而快速，并在皮肤与内脏表面膜具有较高敏感度，与中医描述的"卫气"动态相似，当属"卫气"范畴；体液调节慢而持久，且有"循脉上下"的特点，与中医描述的"营气"动态相似，当属"营气"范畴。

然而为什么中医有"卫行脉外"的说法？仅仅是因为它强而快（"慓疾滑利"）？

笔者认为，这是由于在解剖学上，全身血液由心脏收发，而躯干神经由脊柱发出。这样一来，血脉的走向基本上是顺着头尾轴的，所以"营行脉中"；而体神经的发育伸展却类似于肋骨的生长方向，由背中线发出，横跨太阳、少阳、阳明区域而去，交叉于"脉"，同时，神经比血管细得多，古人不见其"经"，只见其功能，便描述为"卫行脉外"了。

其实一旦进入四肢，神经便与血管伴行，按理说"营卫之气"应该全部"归经"，而一旦针刺穴位，"营""卫"也就全被激发。

何以见得？因为"经络感传"便是这个原理。

当我们针刺穴位的时候，实际上会产生三种效应：

第一，是神经反射。比如肩井穴的适当刺激，往往会迅速"传至"脚底。无论怎样进行体液播散，都不可能有这样的速度，显然这是神经反射，并且是由于反射弧的兴奋灶在大脑皮层扩散所致。

第二，是体液播散。被针刺刺激所波及的组织，会释放一些物质，对机体的新陈代谢产生影响，包括特异性和非物异性的，经过血液和淋巴液而播散全身。在这一点上，目前的科学研究还很不到位。本文认为，它与精子侵入卵子所产生的刺激有一定相似之处，强度或许不同，但仍可影响基因活性、生物矢量以及细胞质的某些变化，所以才有治病的远期效应。

第三，是组织间隙传播。被针刺的组织细胞所释放的物质通过组织间隙直接影响周围，其中某些物质引起毛细血管舒张，从而在针孔周围形成可以观察到的"红晕"。这种红晕大都在针刺留针十几分钟后出现，中医认为是"得气"现象之一。但笔者观察到，这种红晕并非是"沿经络扩展"的"感传"，而是一种以针孔为中心"各向同性"的"圆扩散"。它不能传得很远，并且因人而异，大致上为1~3厘米的直径。可见，这并非"针刺感传"的主要途径。

综上所述，根据已有的生物学知识和医学知识，"经络感传"不可能超脱以上三种途径之外，所以综合以上三种途经就已经能够说明"经络感传"为什么会发生了。其中神经反射最为快捷，对于止痛也最明显，但对于机体新陈代谢的远期效应还有赖于体液播散，这也是中医刺穴之后通常需要延时留针的原理。

至于第三种组织间隙播散的途径，也不能忽视，至少它能促进局部微循环。非但如此，笔者认为它还有一个更重要的意义，那就是能够作为中医"阳气"的定量检测指标。

长期以来，中医的"阴阳"只有定性，没有定量。笔者遂以针刺云门穴所产生的红晕大小为度，直径1厘米为"阳气一度"；直径2厘米为"阳气二度"；直径3厘米为"阳气三度"，结合临床辨证发现基本符合该人的"上火程度"。可见这是一个极为简捷的"中医实验室指标"。

而这种播散于组织间隙的"红晕"，既然能与"上火程度"成正比，可见它属于经络中的"卫气"无疑。以这个角度来看，"卫行脉外"或许也是古中医以临床实际观测出来的。但以现代眼光而看，它并非"不能入于脉也"，反而是因"经脉"受刺激而出，正所谓"阳因而上，卫外者也"……

行文至此，或许大家对于"经络"以及"营卫之气"有了一个崭新的见解。但笔者需要申明一下：关于"经络实质"以及"营卫之气"的话题，中医界历来争议较大，何况还有与现代医学的争议。本文的目的并非要提出一个无懈可击的"正解"，而是要传播一个方法：将已有的科学实验成果，运用逻辑贯穿起来，组成证据链，从而支持一个新的理论。这一方法其实就是科学的方法；而"新的理论"其实也是"中国古老的理论"，但对西方，对于现代，这都是一个崭新的、极有价值的课题。

（三）不同穴位的不同针对性——用广义热对流说明生物全息现象的本质

关于经络，前面我们说的基本上属于"总论"：六经投射原理、经脉循行依据、穴位解剖研究推论以及针刺穴位的一般反应等。

然而经络疗法的明显效果还在于不同的穴位具有不同的针对性，比如合谷、后溪长于治疗头痛；殷门、委中长于治疗腰痛；足三里、三阴交长于治疗腹痛；内关、三阳络长于治疗胸痛等。

不同的穴位治疗不同的疾病，目前的研究十分细致，甚至已经能够将足部、手部、耳部的刺激反射区（穴位群）画成正置、倒置或偏置的人形图谱（图 3 - 17，3 - 18）。

这些图谱通常被称为"穴位全息图"，之所以这样称呼，很大程度上要归功于张颖清先生发现的"生物全息现象"以及"全息胚学说"。

全息胚学说是用"**泛胚**"观点说明**生物全息现象**、**生物全息规律**的科学假说。由张颖清的《生物全息诊疗法》（1987）一书首次正式阐述。核心论点是：

生物界存在泛胚事实。在多细胞生物，无论是非胚胎发生还是胚胎发生，由于 DNA 的半保留复制和细胞的有丝分裂，使多细胞生物体的任何体细胞具有与原初的受精卵（有性生殖过程中）或起始细胞（无性生殖过程中）相同的基因组；由于体细胞在动植物本体这种"天然培养基"上的自主发育，使生物体**各组成部分**有了**整体缩影**这种胚胎性质。属于非胚胎发生的分裂繁殖、出芽繁殖、营养繁殖等，与真正的胚胎发生的过程和结果都相似，都是生物体各组成部分胚胎性质的表达，从而**可以把组成生物体的各组成部分看作是胚胎**。非胚胎发生与胚胎发生在这一点上本质相同。

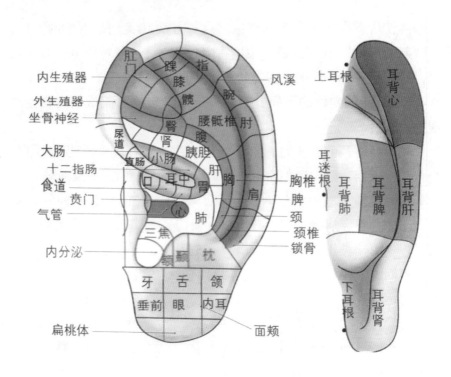

图 3 – 17　耳部全息图

　　比如，我们随便折一根柳枝插在土里，就能发育成一株新的柳树。地球植物大多具有这种"化局部为整体"的神奇能力，某些动物如蚂蟥也类似，可见其"胚性十足"。

　　但大多数较为高级的动物却失去了这种能力，这是由于动物的细胞分化比植物复杂得太多了，从而我们不能截下一根手指而发育成"新人"，甚至也不能随便截下胚胎的一块来发育成完整个体。

　　对于因分化而造成一些胚胎局部并不能发育为完整个体的事实，该理论是用"特殊全息胚"和"一般全息胚"来解释的：在多细胞生物，特殊全息胚有三种：发育程度最低的细胞；发育程度最高的个体；能发育成新个体的真正胚胎。全息生物学注重的是这三种之外的一般全息胚，即生物体（细胞层次之上，个体之下）的

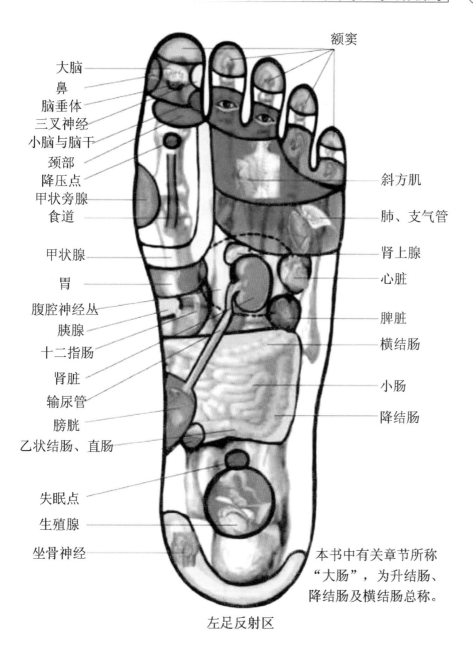

额窦

大脑
鼻
脑垂体
三叉神经
小脑与脑干
颈部
降压点
甲状旁腺
食道

斜方肌

肺、支气管

甲状腺
胃

肾上腺

心脏

腹腔神经丛
胰腺
十二指肠
肾脏
输尿管
膀胱
乙状结肠、直肠

脾脏
横结肠

小肠

降结肠

失眠点
生殖腺
坐骨神经

本书中有关章节所称
"大肠",为升结肠、
降结肠及横结肠总称。

左足反射区

图3-18 足部全息图

结构单元（有相对明确的边界），它又是处于向新整体发育某阶段的自主发育单元，具有胚胎性、自律性、镶嵌性、滞育性、重演性等全息属性。

上述基本观点能一般地说明生物全息现象、生物全息规律，可对经络现象做出新的解释，并对癌的本质及治疗方法提出新见解。

众所周知，生物体的每个细胞都有相同的遗传基因，所以该理论很容易让人明白局部与整体的"全息"关系，即便是不同物种为什么早期胚胎发育都具有相似性，也可以用生物物种最初同源来解释。

但是，生物全息现象与经络现象本质上是一回事，至少是反映同一界面，只是视角不同而已。而经络现象已被古中医发现多年，无论理论上、实践上都与"太极阴阳"具有密切的因果关系。

因此，全息胚理论如果不与"太极阴阳"暨"广义热运动"相联系，还是有一定缺陷的。比如，它无法单独说明早期胚胎乃至生物体（在细胞层次之上，个体之下）为什么要采取这样的（蘑菇云式的）一般运动方式，无法说明同样胚胎中为什么总有一些"相对特殊"的发育方式（比如眼球），也无法说明为什么人体某些局部的"全息图像"是正置的（比如手部反射区），而另一些局部的"全息图像"是倒置的（比如耳部反射区）等。

那么，以"太极阴阳"暨"广义热运动"将怎样解释这些问题？

首先，既然"生物全息现象"是"细胞层次之上、个体之下"的生命行为，那么我们就要用"太极阴阳"考察这一层次的基本生命单元——细胞外部活动（不包括细胞内的生理生化）的行为规律，也就是说，**把"阴阳"落实到细胞行为上**。

也许有人会感到惊讶："阴阳竟然可以落实到细胞上？可中医古籍好像从未提过'细胞'哦！"不错，古人可能并不清楚这些知识。但本文前面说过，古中国玄学的特点就是"包含未知，兼容未来"。古中医过去不知道，却并不妨碍我们现在知道，并对已知的细胞行为进行阴阳界定。

　　细胞行为（宏观视角）以何为阴，以何为阳？本文开篇就曾提到《自然辩证法》的一句话："一切运动的基本形式都是接近与分离、收缩与膨胀……"

　　我们知道生物发育总是由小到大的，但每个细胞的大小有着既定的界限，所以当一个胚胎由受精卵发育为桑葚体的时候，其"膨胀"是以细胞分裂增殖来实现的，根据等效原理，当一个大球包含若干小球的时候，小球数目的增加，等效于总体膨胀。所以这就是阳——细胞分裂度（图 3 - 19）。

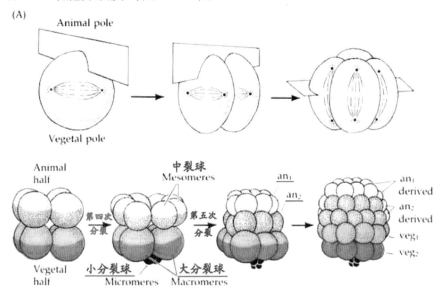

图 3 - 19　海胆胚的卵裂过程显示其细胞活动的阴阳性质

　　而阴是什么？细胞融合吗？不，这种现象极为少见，阴阳两种行为不可能如此"不平衡"。所以我们不妨观察"阳"的反矢量：如图，在海胆桑葚胚中，有一些透明度较高（含有透明细胞质）的细胞分裂极快，它们个头不大，靠近"动物极"；而另一些不太透明（含有卵黄质）的细胞分裂较慢，个头却相当大，靠近"植物极"。如果我们把那种"小而快"的动态归纳为阳，那么显然，"大而慢"的动态就要归纳为阴。于是，相对于"阳"的指标——细胞分裂度，这就是"阴"的指标——细胞充盈度。

或许看到这里，有些朋友会说："这多麻烦？既然小而快的细胞含有透明细胞质，大而慢有细胞含有卵黄质，干脆就把'透明细胞质'当作'阳'，把'卵黄质'当作'阴'，岂不是更简单、更明确？"

本文希望大家不要这样去想。因为中医是唯动宇宙观，不是机械唯物论。唯动宇宙观的范围是"其大无外、其小无内"的，如果我们只认定"透明细胞质"为阳，"卵黄质"为阴，那么一旦换了个层面，没有了这两种东西，就无法举一反三了。

我们可以这样设想：细胞分裂较快，一个分两个，两个分四个，如果来不及充盈，自然就会越分裂越小；而分裂慢的细胞，有充分时间充盈，况且充盈越多则负担越大，也会导致分裂不快……

总之，这是一种阴阳相对的现象："阴盛则阳虚，阳盛则阴虚。"所以充盈多则分裂慢，充盈少则分裂快，根据海胆桑葚胚所见，就是这样的现象。

这种情况还可以从中医的"舌诊"中找到旁证：

比如，"阴虚火旺"的舌诊依据就是"裂纹舌"。

舌象为什么会有裂纹？当然是舌的细胞不够充盈，连带着引起组织亲和力不够。

我们甚至可以这样看问题：这也是舌体作为一种"全息胚"产生了"分裂趋势"。

为什么产生"分裂趋势"？用中医理论说，当然是因为"阴虚火旺"；用现代理论说，则是因为身体内部存在长期的损伤修复过程，总有一些细胞不断分裂而充盈不足，遂由"生物全息现象"而影响到了舌体。这也算是"全息胚"的一种特殊表现。

至于"全息胚"（生物全息现象）的一般表现，概括起来看，主要是呈现一种"蘑菇云"状的发育增殖动态。在生物胚胎早期，无论整体发育还是局部"出芽"，形状都与"蘑菇"相似。当然，蘑菇本身也是一种简单生物，本文在此之所以说"蘑菇云状"而不直接说"蘑菇状"，是为了强调它含有"自然热对流"或"广义热运动"性质。

认真说来，人们习惯于把核爆炸所产生的热对流现象称作"蘑菇云"，是一种本末倒置。人们以为这种热对流所形成的冷凝云很像"蘑菇"，其实若以标、本而论，热对流才是自然之"本"，蘑菇不过是"标"而已，正因为蘑菇或者与蘑菇类似的生物胚胎是在主动地模仿着"蘑菇云"（自然热对流）动态，它们之间才会"很像"。

何以见得呢？我们且看一些物种胚胎发"芽"的具体运动过程。

首先观察海胆。

海胆从受精卵至桑葚胚的卵裂过程已经表述过了。其后，随着增殖进一步加剧，很快就发展成一个中空的"囊胚"（图3－20）。

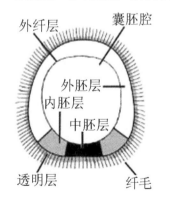
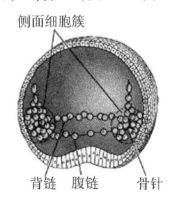

图3－20　海胆囊胚

由图可见，这个囊胚基本上呈中空的球形，仅从外形来看，其对称性接近于"各向同性"。

海胆胚竟然首先出现这样的形态……这使我们联想到什么？"球状膨胀"！

是的。虽然不同的学科会有不同的解释，但本文认为它首先模仿了广义热对流的"球状膨胀"。

只是，这一球状膨胀已非完全"各向同性"，从它的细胞组成来看，囊壁从上到下大部分由外胚层细胞（原先分裂较快的透明细胞）组成，但底部（植物极方向）却由内胚层细胞（原先的卵黄细胞）以及中胚层细胞所组成。这种囊壁构成的差异便为"对称性破缺"埋下了伏笔。

果然，下一步便产生了"对称性破缺"，这一过程在生物学上称为"原肠发生与细胞重排"（图3-21）。

早期原肠　　　　　　　　　　晚期原肠

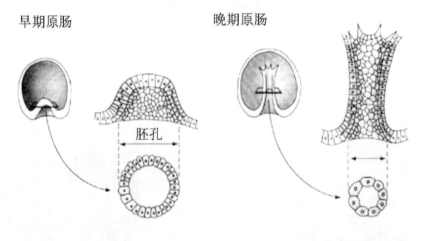

图3-21　海胆胚的原肠发生与细胞重排

如图，这过程包括中胚层细胞内移，以及内胚层在底部（植物极板）的内陷。总之，使得囊胚底部由内而上，先形成"胚孔"，再进一步成为"原肠"。

这一"对称性破缺"的形态，又使我们联想到什么？"中心气柱"！

不错，此刻海胆胚所模仿的便是广义热对流的"中心气柱"模式。

至此，原先在上部（动物极）的细胞自外包抄而向下，原先在下部（植物极）的细胞则内陷而上升，海胆胚给我们演绎了一场十分形象的"阴升阳降、上发下收"的"四象五行"过程。我们不妨反过来设想：如果不是在模仿自然热对流，海胆胚何必要这样发育？

况且，参与发育的细胞群体"孰阴孰阳"，其实也是在受精卵的那一刻就已经通过"六经矢量"即"细胞质定向分布"而设定好了的。而细胞行为一旦有了阴阳分别，分裂较快的细胞群自然而然就会向着分裂较慢的细胞群包卷过来。自然之力与生物之力的统一堪称绝妙！

然而也许会有人感到并不满足："海胆胚真是在模仿'自然热对流'么？好像只是稍微有那么点意思，离典型的'蘑菇云动态'还相去甚远啊……"

不错，由于海胆胚过于简单，当胚孔内陷、原肠隆起，刚把胚腔隔成近似环状的时候，整体发育就大致结束了，没有那种十分鲜明的外胚层连续不断的包卷运动，的确让人"不过瘾"。

那么，我们就再看一下两栖类胚胎的发育（图 3－22）。

如图，其中 A 图是两栖类的囊胚阶段。与海胆相比，它明显地缺少"各向同性"的味道，下部（植物极方向）的卵黄过多。这是由于两栖类是相对复杂的物种，发育时需要大量营养，也就必须先天携带大量卵黄。

正因为如此，原肠运动所需的胚孔内陷也就无法在植物极正中实现，因为那里的阻力太大了。于是就从胚胎未来背侧赤道面（动植物极结合处）下相对薄弱的内胚层区域产生起始的内凹而称为

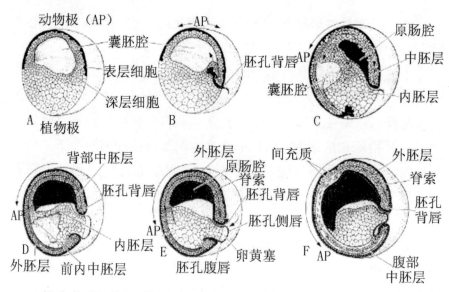

箭头表示细胞运动的方向。A、B早期原肠作用；C、D原肠作用中期；EF原肠作用接近末期（Keller.1986）

图3-22　两栖类原肠作用中的细胞运动

"胚孔背唇"（B图）。

胚孔既然在从这里内陷深入，那么它所形成的原肠走势也就不再是轴对称的中心，它所模仿的"中心气柱"实际成为一个斜向上方的"歪柱"（图C）。但这是"广义热对流"所允许的。因为根据"最低能量原则"，能量释放的突破点总是指向阻力薄弱之处，而由于突破点（胚孔）的偏置而形成偏置的"热对流气柱"甚至完全的"单边环流"都是正常的。

而它虽然偏斜，却仍然具有"热对流气柱"性质，因为这时胚孔处的细胞形态发生较大变化，每一个细胞的主体部分都挤向胚胎深层（这些细胞后来成为中胚层），此动态与正常热对流"中心气柱"的动态相似。

同时，随着胚孔细胞内卷，原先动物极一方的细胞（外胚层）

也不断沿着胚胎表面下包（D图），从而胚孔背唇原有的细胞不断地卷入胚胎深处，其位置又不断地被动物极外包而来的细胞填充，形成新的胚孔背唇……

如此循环往复的过程，已是基本符合"蘑菇云动态"的热对流模式，只不过轴心有些偏位而已！

再来参照人类胚胎。人胚体腔的包卷运动，前几节已经说过（见前节图3-7），就不赘述。在这里要说的是与海胆、两栖类相比，人类由于有着胎盘，就不需携带卵黄，所以它所模仿的"中心气柱"（包卷运动的轴）基本上是正置的，只是不存在海胆胚那样的"植物极内陷"，而是由胚体包卷运动牵拽一部分胎盘组织形成脐带来"等效实现"的。

从而，海胆胚胎对于自然热对流的"仿真运动"是以"底部植物极板内陷而上升"为主的；人类胚胎的"仿真运动"是以"动物极细胞由外而下包卷"为主的；两栖类胚胎则二者兼而有之。至于首先出现的"球状膨胀"——"囊胚阶段"，则海胆、两栖类、人类均有。以此来看，基本上可以断言：以前《老子》说过"人法地、地法天、天法道、道法自然"，换成现代语言就是"**一切生物都具有'自然热对流仿真'的特性**"，这也是"全息胚"之所以在物种之间普遍存在的根源。

不仅仅是物种之间，就同一物种个体的整体发育模式或局部器官发育模式来看，也都有着"自然热对流仿真"的共性，所以它们在发育动态上具有相似之处，在发育完成之后的"全息胚"层面也才继续有着"刺激反射区"某种共性。

举例来说，如果我们把人体胚胎整体与它的一个局部器官——肾脏做一对比，就会发现它们如此相似，几乎都是典型的"蘑菇云态"（图3-23）。

当然，就像海胆胚、两栖类胚与人胚在这方面各有特点一样，除了肾脏这样典型的"蘑菇云态"之外，人体的整体之下，也还存

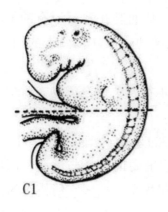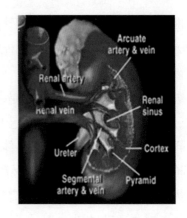

图 3 - 23　早期发育的人胚（整体）与肾脏的形态对比

在一些具有特殊差异，却又符合"自然热对流仿真"模式的局部形态。

这包括以"球状膨胀"为主的发育形态：比如眼球和胆囊。

还有就是以"中心气柱"为主的发育形态：比如肠管、血管、输尿管等管状结构。之所以说它们是"中心气柱"的发育形态，是因为人体的一切管道结构，无论它有多长，都必定要连接到一个相对膨大的器官，就好比"蘑菇柄"必须要连接到"蘑菇伞"一样。比如血管连接到心，肠管连接到胃，输尿管连接到肾……

从理论上说，发育形态相似度较高的器官，互相之间的"全息胚"影响度也高。但这方面目前尚无直接的生化证据，只是中医一直在这样地实践着。比如：

使用胆汁或者"利胆"的中药可以"明目"。

清除肠道（通便祛瘀）、通利尿道（利水逐瘀）、疏通血管（活血化瘀）三种治法具有协同作用。

此外，我们还应注意一种现象，那就是地球上的蘑菇云（自然热对流）一般是"单向轴对称的稳态结构"，而人类（或绝大多数动物）却是"交叉双轴对称的稳态结构"。这就造成人胚发育虽然具有"自然热对流仿真"的性质，然而在背腹轴与头尾轴的表现上却各有差异。

在背腹轴上，根据图3－23可明显看出，人胚整体发育与"蘑菇云"动态的极为相似。所以，在背腹轴上，我们可以认为人胚的"自然热对流仿真"主要表现为一种"单向出芽"的方向性。

而在头尾轴上却不然，它的"出芽方向性"是双向的：一部分向上出芽，另一部分向下出芽。

何以见得呢？首先让我们来确立一下"出芽方向"以何为标准。

我们且以植物为参考（图3－24）。

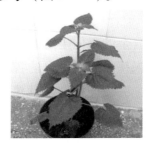

图3－24　以"叶间距"判断出芽方向

这是药用植物"藿香"的地上部分。由图可见，在它靠近根部叶片形体较大，叶间距也宽；而越接近顶芽，其叶片越小，间距也越窄。

所以，我们就可以通过"间距"来判断"出芽方向"。

比如，在人体头部，有着双耳、双眼、双鼻孔、单口，以"间距"远近而论，则是如下排列：

双耳—双眼—双鼻孔—单口。

所以，就人头部发育的"出芽方向"而言，显然是一个由枕部—巅顶部—上唇部的方向，而这正是中医"督脉"所指示的方向，可见中医督脉的循行路径并非主观臆测，而是有着生物学依据的。

那么躯干部怎样判别呢？可以根据内脏系统的发育结构。

人的呼吸系统以间距排列是：

两肺—两支气管—气管、喉—上呼吸道，可见其"出芽方向"为上（向头）。

人的泌尿系统以间距排列是：

两肾—两输尿管—膀胱—外尿道，可见其"出芽方向"为下（向尾）。

因此，就头尾轴的"自然热对流仿真"而言，在人体重心以上的"出芽方向"有着向头的趋势，在人体重心以下的"出芽方向"有着向尾的趋势。换言之，这是依循着一种"双向轴喷射"的热对流模式。

可见，生物固然是复杂的，但生物的复杂性依然遵循着广义热对流的极性而发展，并未超出它所许可的各种模式之外。

正因为如此，所以中医才能根据这种热对流模式的特征而治疗疾病。

比如，对于"急性肾小球肾炎"的中医治则是"宣肺利水"。

为什么要"宣肺利水"呢？

从前面的分析可知，呼吸系统与泌尿系统的发育结构极为相似，都是"两脏归一路"的模式，可见它们在生物全息（刺激感应性的交互影响）方面也就较多；而它们的出芽方向又是相反的，说明它们的"交互影响"会以"交互抑制"为主。

这样，如果"宣肺"，就会相对减弱泌尿系统的兴奋性（刺激感应性），这与"刺穴止痛"的"兴奋性转移"原理是一致的。而急性肾小球肾炎是一种过敏性疾病，降低其刺激感应性，就有助于过敏现象的好转，这是其一。

其二，宣肺还能加强"五行系统"（广义热对流）的"金"矢量，该矢量反映在"标准热对流"模式中（图3-25右）。

如果把这"自然热对流"标准动态（右侧的原理图）与肾脏

的泌尿过程（左侧的实体图）对应看待，就会发现"金"矢量与肾脏泌尿的宏观方向是一致的，这样，该生物矢量的加强就能使原尿的重吸收减少而更多地流入膀胱。而肾小球肾炎的全身水肿原理便是肾小球因免疫复合物堆积而滤过率减少，同时肾小管相对正常而重吸收照旧，以致水钠潴留所致，若重吸收也相对减少，全身水肿就能消除。

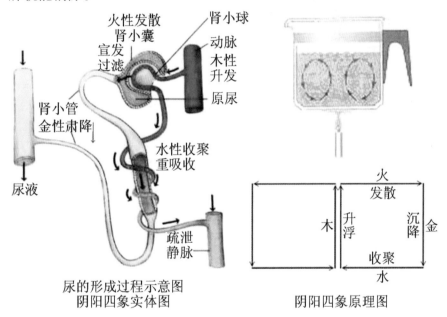

尿的形成过程示意图
阴阳四象实体图

阴阳四象原理图

图 3-25 中医"四象五行"矢量原理图与肾单位泌尿过程实体图的对照

所以，中医的"宣肺利水"对于急性肾小球肾炎来说，是一种最为有利的治疗方案，同时也是有其深在的科学性的。

"双向出芽"的发育模式，在植物当中更为常见（图 3-26）。

由图可见，植物的"双向出芽"过程使得植物体大致上可分为顶芽部、根芽部、根系扩展部（地下职能部）、梢系扩展部（地上职能部）、连接输送部（枝干部）这么几个部分。

在前面的章节分析"单向轴对称"的自然热对流稳态模式时，

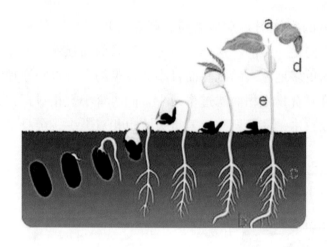

a. 顶芽部
b. 根芽部
c. 根系扩展部
d. 梢系扩展部
e. 连接输送部

图 3－26　植物的双向出芽模式

曾把它的几个分矢量（发散、收聚、升浮、沉降）对应于古中国"四象五行"的火、水、木、金（图 2－31），那么对于这种"双向出芽"的模式，该如何对应呢？

若以细胞的出芽方式来看，植物的地上部分和地下部分就应该分别属于两个"四象五行系统"；但从液体流动方向上看，地下部分是收集水分的，地上部分蒸腾水分的，其一方属水、一方属火的性质又十分明显。古中医理论在逻辑上是怎样对待这个问题的呢？

第一，具体的问题具体分析。植物的双向出芽与银河系中心黑洞那种纯粹的"双向轴喷射"既有共同点，也有不同点。共同点是"生长方式的双向对称性"；不同点是物流方式，黑洞所喷射的物流是两个方向矢量相反的，而植物的根系与梢系的水分流动方向却都是向上的。

第二，局部服从整体。植物的地上部分与地下部分出芽方向相反，这是局部行为，而水分在植物体的流动是整体行为，于是"局部属性"就要服从"整体属性"。

举例来说，"根芽"的发育动态在根系局部可以属"火"（发散），但在植物整体上必须属"水"（收聚）。

从而，植物在整体上与"四象五行"的对应关系便是：

顶芽部——属火；

根芽部——属水；

连接输送部——共属木、金。

若有进一步分化，则其中"上行输送部"（木质部）属木；"下行输送部"（韧皮部）属金。

至于根系扩展部与梢系扩展部，因为它们都属于"全介入态"或者说"运化态"，可视为"属土"。亦可将梢系扩展部视为"阳土"，根系扩展部视为"阴土"。

但是，我们知道"根芽部"是与"顶芽部"同样处于分裂繁殖极为旺盛的状态。它虽然属水，却并不是如同"单向轴对称的自然热对流"的"水矢量"那种纯收聚状态。此"水"非彼水，"水中有火"。对于这种内涵的差异，逻辑上怎样区别？

古中医把具有这种内涵的"水"另外取了个名称，叫"肾"。所谓"肾为水火之脏"，就是说"水中有火"的意思。

对于笔者的这种观点，估计不少读者都会大为惊讶，甚至不屑："植物当中怎能有'肾'？"

是啊，若以械唯物论的视角，显然是不可思议的。但唯动宇宙观却允许这样的思维方式，并且中医一直是这样实践着的。

比如，既然"根芽部"为肾，则与之相对的"顶芽部"必然为"心"。中医临床上就常以各种植物的"顶芽部"来给人"清心"，诸如"竹叶卷心、莲子芯、连翘"便是。当然，也有些是用来"温心"的，比如"桂枝尖"。

此外，"上行输送部"在较高等的植物便是"树干"，古中国人将其含义沿用于人体，加了个"月（肉）"偏旁便成为"肝"，在古中医概念中，二者都表达"升发"的生物矢量，而"桑枝、芹菜"都可调整人体"升发"方面的偏差。

由此可见，植物发育的各分部，与动物发育是可以对应的。刚才我们已经分析过，由于人体重心以上具有向上出芽的特点，重心以下具有向下出芽的特点，所以人的头部相当于"顶芽部"；人的二阴部相当于"根芽部"；人的躯干相当于膨大了的连接部；梢系扩展部在胸背与上肢；根系扩展部在腰腹与下肢。

同时，人的四肢与躯干头部也有一种对应关系。比如：

在上肢：

手对应于头，其中桡侧对应于面、口；尺侧对应于头、项；

腕对应于颈。

小臂由远至近，对应于躯干上半部，主要是胸背部。

大臂由近至远，对应于躯干上半部。

在下肢：

大腿由远至近，对应于躯干下半部。

小腿由近至远，对应于躯干下半部，主要是腰腹部，但小腿的远端也对应于胸。

踝对应于尿道、生殖道、末端肠道，也对应于颈项。

足对应于二阴、生殖器，也对应于头部。

看到这里，或许有些读者会感到："下肢的对应关系，好像有些逻辑混乱呵？"

其实并非逻辑混乱，而是以生物发育的复杂性，向我们表达了一种对应关系的"二相性"：若以人体的排泄、生殖方向来看，下肢发育属于"向下出芽"；但若将人的头部与四肢摆成一个"大"字形，则人的四肢与头部发育方向也可视为以躯干作为中性体的"轮状出芽"，如同"轮叶植物"的表现（图 3-27）。

所以，下肢的"自然热对流仿真"便具有"二相性"。举例来说，足阳明经的"丰隆穴"，以"根系出芽方向"来看，它对应于下腹部，从而治疗便秘；但若以"一般出芽方向来看"，又可对应于躯干上部，从而治疗痰多咳嗽、眩晕呕吐。再举例，如足厥阴经的"太冲穴"，其"二相性"更为明显：对应于"尿、生殖芽"，

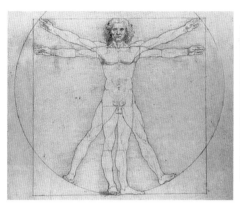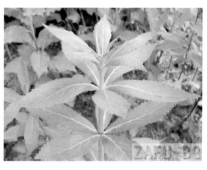

图3－27　"大"字形的人体发育矢量与轮叶植物的形态比较

它可治疗疝气、遗尿、癃闭；对应于"头芽"，它可治疗惊风、癫狂、咽痛嗌干、目赤肿痛。

以上虽然是笔者总结出来的规律，但古中医也大致认识到了这类对应关系，而将其归纳为"五输穴"概念。

五输穴是指十二经脉分布在肘膝关节以下的井、荥、输、经、合穴。古人把经气在人体四肢运行的过程比作自然界的水流由小到大、由浅入深（实际是自然热对流仿真过程），结合"标本根结"理论，将"井、荥、输、经、合"五个特定穴的顺序从四肢末端向肘膝方向排列。"井"穴分布在指、趾末端，为经气所出，像水的源头；"荥"穴分布在掌指或跖趾关节之前，像刚出的泉水微流；"输"穴分布于掌指或跖趾关节之后，喻作水流由小到大，由浅入深，经气渐盛；"经"穴多位于前臂、胫部，如水流变大畅通无阻，经气盛行；"合"穴多位于肘膝关节附近，如江河水流汇入湖海，经气充盛合于脏腑。正如《灵枢·九针十二原》指出："所出为井，所溜为荥，所注为输，所行为经，所入为合。"正因如此，分别归属于五输穴的穴位在治疗针对性上就有着共性，如《难经》所说："井主心下满，荥主身热，输主体重节痛，经主喘咳寒热，合主逆气而泄。"

手足阴阳六经的五输穴列表如下：

表3-1　阳经五输穴表

经脉名称	井（金）	荥（火）	输（土）	经（火）	合（土）
手阳明大肠经	商阳	二间	三间	阳溪	曲池
手少阳三焦经	关冲	液门	中渚	支沟	天井
手太阳小肠经	少泽	前谷	后溪	阳谷	小海
足阳明胃经	厉兑	内庭	陷谷	解溪	足三里
足少阳胆经	足窍阴	侠溪	足临泣	阳辅	阳陵泉
足太阳膀胱经	至阴	足通谷	束骨	昆仑	委中

表3-2　阴经五输穴表

经脉名称	井（木）	荥（火）	输（土）	经（金）	合（水）
手太阴肺经	少商	鱼际	太渊	经渠	尺泽
手厥阴心包经	中冲	劳宫	大陵	间使	曲泽
手少阴心经	少冲	少府	神门	灵道	少海
足太阴脾经	隐白	大都	太白	商丘	阴陵泉
足厥阴肝经	大墩	行间	太冲	中封	曲泉
足少阴肾经	涌泉	然谷	太溪	复溜	阴谷

表中的穴位都是古中国人几千年前实践总结出来的具有共性及相互对应性质的肢体发育部位。只是，其中"五行归属"却是一种"五饼二鱼式"的五行结构，这种五行结构对于"地球热缓冲"来说尚有意义，但用来概括人类肢体发育的"自然热对流仿真"却是错误的，因为它既不符合"河图五行"的原始思想，也不符合现代

所知的"自然热对流"矢量结构。

"五输穴"正确的五行归属应该通过如下方式演绎出来：

1）井穴分布在指趾末端，如果将手、足视为四肢之"芽"，则指、趾末端便是"芽中之芽"，显然属"火"。"井主心下满"便表达了它与心火的关系。前面的分析使我们知道，四肢的手足与躯干的头部对应，就头部而论，其出芽方向是上唇，"芽中之芽"在上唇的"人中"穴。既然与四肢有着对应关系，那么针刺四肢井穴便与针刺人中穴有一定的共性，所以"心下满"这几个字过于简略，其实应是"清心开窍醒神"的意思。

2）荥穴分布在掌指或跖趾关节之前，这等于是"芽中之芽"与手足主体的连接部，所以它既属木又属金，但该部位骨多肉少，应偏于木。"荥主身热"说得也够简单，笔者认为应该是一种"郁热"。荥穴肉薄，针感极强而不能持久，所起的只能是一种"疏解"作用。

3）输穴分布于掌指或跖趾关节之后，这里已是手足之掌部，对于五指（趾）来说，是它们得以共同附着的"中性体"（此概念见图2－4～3－3H3），所以属土；但它同时又是相对于四肢主体的"芽心"，因此也属火。此处肌肉已多，针感中强并能持久，所以能够治疗"体重节痛"这类需要反复针刺才能解决的疾病，但并非说它不能治疗"火"的其他偏差。前面说过，手部桡侧对应于面口，尺侧对应于头项，从而根据部位特征，手部腧穴三间、中渚、后溪可对应于头部的颧髎、翳风、风府一带，根据该三穴主治方向，可见所谓的"输主体重节痛"，其实也包含着外感风邪所致的症状。

4）经穴多位于前臂、胫部的收窄部与膨大部之间，此处为手足与膝肘之间的连接部，既属木又属金，与荥穴有些相似，主治也类似：荥穴为"身热"，经穴为"喘咳寒热"，全都有"热"。之所以经穴多了"喘咳"二字，是因为经穴部位肉多而骨少，偏于属金，肺也属金，所以能够治肺。而从"分部对应关系"来看，上肢经穴所处的位置也对应于躯干胸背部。

5）合穴多位于肘膝关节附近，从分部关系来看，对应于躯干的上半部与下半部的交界（胸背与腰腹的交界）。就"双向出芽"而言，这里无论对于上下都是基底部，所以属水；但若从"轮状出芽"的视角来看，它又对应着"中性体"的正中，也可属土。既然又属水又属土，它主"逆气而泄"就是非常合理的了。但要注意"所入为合"，即"逆气"是为"不纳气"所致，泄泻也是"万物所归"之故，说明合穴可以治疗虚证。

或许有人会产生较真心理："它到底是属水多些，还是属土多些？"《难经》认为阴经属水，阳经属土，其实是一种对于五行"因时变化"的误会。本文认为，机体睡眠的时候会趋向于兴奋性平均的"轮叶出芽"方式，所以属土多些；觉醒的时候会趋向于兴奋性"头化"的"头尾双向出芽"方式，所以属水多些。这也是"五输穴"之所以有着"因时开穴"性质的原因：**随着每日时辰的不同，它们的属性强弱会有一定变化。**

综上所述，古中医的"五输穴"表达了一种"全息胚"理论未曾发现的局部与整体对应关系，即在人体四肢，它与躯干相对应的"自然热对流仿真"同步行为只在膝肘关节以远，上臂与大腿是相对独立的（另一个仿真系统）；同时，它也提示了整体"全息胚"（"自然热对流仿真"）的取向方式具有"因时变化"的特点。

从而，古中医五输穴的分布意义不仅在于五输穴本身，更主要是四肢十二经脉所有穴位与"全息胚"及"自然热对流仿真"的总体对应规律，这一规律经过几千年实践考验，弥足珍贵。对于初学者来说，掌握了这种分部对应规律，就能提纲挈领地知道各穴的主治特点，省时省力，事半功倍。

第二节　发育形态的相似性与中草药
疗效的生物学原理

一、化学作用，还是生物作用？

在现代，很多人都不知道中草药通过什么原理治病，目前对于它的研究和鉴别也完全基于化学成分。

中草药真的只是根据"主要化学成分"治病吗？

我们首先从"黄连"进行探讨。

生药黄连的"主要化学成分"是"黄连素"即"小檗碱"。治疗"心火移热的小便短赤沥痛"，中药常规用量是6～9克；而"盐酸小檗碱"治疗同样性质的"尿路感染"起码要用300毫克。知道多少黄连才能提炼300毫克黄连素吗？大约是1000克！换言之，将"主要化学成分"提纯后使用，要用百倍剂量才与生药效果相当。这说明什么问题？

再说一个反例，杏仁。

杏仁能够分离出氢氰酸，"被认为"是止咳化痰的主要成分。但提纯的氢氰酸又极其有毒，60毫克为致死量，即使是游离于空气当中，达到36ppm也能顷刻使人呼吸停止。

100克杏仁中含有多少氢氰酸呢？大约可释出250毫克。

而中药经方"麻杏石甘汤"的杏仁常规用量是10克。换言之，据此逻辑，"麻杏石甘汤"服用两天半之后必死？可是自古以来从未有过这样的报道。这又说明什么问题？

综上所述，我们能得出如下结论。

第一，提纯的化学物质与非提纯的结合性物质，其作用有着不小的差异。

第二，中药当中现在"被认为"的"主要化学成分"也许并不"主要"，而现在被我们忽视的"无用成分"也并非真的"无用"，它们互相之间应该有着我们尚未了解的协同作用。所以，对于中草药制剂的提纯或者"浓缩"需要慎重。

第三，由于中草药本身就是生物，所以它所含的某些对生物不利的"化学成分"，是有可能为体内的其他成分所克制的。

第四，中草药既然是生物，那么它体内的一切成分就必然是为了它的生存和生态特点而服务的，它们共同组成了一种配比，共同支持着某种新陈代谢趋势，并不存在谁有用、谁无用的问题。我们的研究方向应该是这种配比与中草药生态的关系，而不是某种单一的"化学成分"。

第五，关键在于中草药的多种成分复合配比及其所支持的自身特殊生态，对人会产生何种影响。在这方面的现代研究几乎是空白。古中医的主张则是"以草木之偏性，纠人体之偏胜"，而且对于这些"偏性"，一般地有着性、味、归经以及升降出入的总结，这不能一概以"不科学"而蔽之。

第六，中药的临床使用一般由复方组成，这些复方又是根据阴阳五行的矢量关系和患者具体情况而综合配伍的，精当的配伍使得"阴阳平衡"，也就完全有可能降低或抵消单味药及某些化学成分对患者的不利影响。因此那种"龙胆泻肝汤中含有木通，木通当中含有马兜铃酸，提纯的马兜铃酸含有肾毒性，所以不能吃龙胆泻肝汤"的机械式推理，其实是浅薄无知的表现。

二、发育形态的相似性与中药疗效的关系

上一节曾经提到，中医常用一些植物末梢之芽，比如竹叶卷心、连翘、莲子心作用于人体躯干之"芽"——头部，起到"清心"的效果。可见，中医使用原生植物治病，并不仅仅是"化学作用"那么简单，其发育形态方面的信息作用尤其需要我们重视。

或许有人会提出质疑："什么'清心'？无非是一定程度的

'消炎'罢了,何以见得它对头部有特异作用?"

那么我们就来看看效价强度更高的"清心"之药——"犀角"和"羚羊角"。用犀角和羚羊角配制的方剂可以使高热昏厥的患者苏醒,现代的一些实验已证实犀角有明显的退热、镇惊、强心作用;羚羊角有着明显的中枢神经抑制、退热、降压作用,可见其头部特异性毋庸置疑。

但它们的化学成分却无可解释:目前所知道的只是一些角质蛋白和少量氨基酸等。随便一点连皮带骨的肉,都有这些东西。

中医用它们治病的原因,仍旧是发育形态的相似性。

犀角与羚羊角都生长在所属动物的头面部,从"全息胚"角度来看,基本上属于"芽中之芽"的部位。但细看起来,犀角与羚羊角仍旧有所不同(图3-28)。

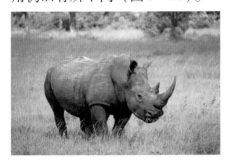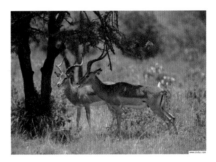

图3-28 犀牛角与羚羊角的生长方向与位置特征

犀角发起于鼻骨,朝前生长,从而具有较纯的"太阳"矢量,兼及"阳明"矢量;羚羊角发起于眉骨,并且向着略微偏后的两侧生长,因此太阳矢量不纯,以明显的少阳矢量为主。

这种发育形态的差异也造成了犀角与羚羊角的疗效差异:

犀角长于头部督脉末端,与"芽中之芽"的"人中穴"距离最近,所以其"芽"的信息最强,加上归经主要为心经,兼及肝与阳明,因此"清心开窍醒神"的效价强度最高;羚羊角长于头部太阳经与少阳经之间，且方向偏向少阳，距芽中之芽的"人中穴"稍远，所以其"芽"的信息稍弱，归经主要是肝经，兼及心经，因此"清心开窍醒神"的效价强度逊于犀角，只是另有降压的独到功效。

从这里，我们基本上看到了一种新的药理——**因发育形态而形成的生物信息作用**。目前我们固然无法直接证明，但可以从"相同部位的刺激感应性"来间接证明。

比如，犀角是贴近"人中穴"而生长的。人类的相应部位没有"犀角"生长，但针刺人中穴同样能够"清热开窍醒神"，使"高热神昏"的病人产生一定程度的苏醒，所差的只是"效价强度"与持久度而已。针刺羚羊角发起部位附近的印堂、攒竹、头维等穴，也同样有"清热、醒神、降压"的作用，所差的也只是效价强度与疗效持久度。

所以可以推论，口服犀角与羚羊角所释放的有效信息，是与针刺人中等穴同等同源的信息。换言之，中药治病原理与针灸刺穴原理基本相同，所以任何一味中药都有它的"归经"，其实古人早就知道了服药等效于刺穴，才称它为"归经"。反而我们现代人不明于此，诸多研究几乎走了一个大大的弯路……

发育形态的相似性对于疗效的作用，还有很多实证。既包括中药生长形态与人体发育形态的相似与否，也包括中药与中药之间的相似与否。

比如，"蜈蚣"是一种长条形的硬体虫类，骨外肉中，具有密而连续的纵向分节，这与人体脊柱的发育形态极为相似（图3-29），所以，中药蜈蚣能够治疗人体脊柱神经方面的疾病，"熄风解痉""活血散结"等。

而"地龙"（蚯蚓）是一种长条形的软体虫类（腔肠动物），没有骨头，显然与脊柱不相似，却与人体肠管等软性管道的发育形态相似。所以，中药地龙的作用是助消化，改善肠道、呼吸道平滑肌性能，"除痹通络"。

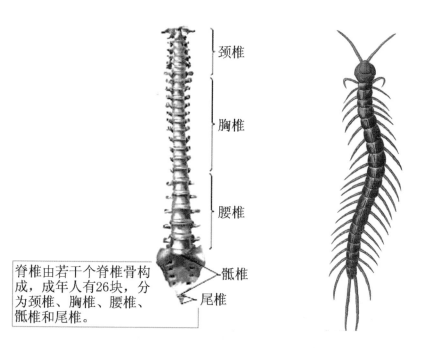

颈椎

胸椎

腰椎

骶椎

尾椎

脊椎由若干个脊椎骨构成，成年人有26块，分为颈椎、胸椎、腰椎、骶椎和尾椎。

图 3 - 29　人体脊柱发育形态与蜈蚣形态的对比

发育形态的差异性　又是同科属的不同植物之所以具有中药药理差异的原因。

比如柴胡和防风（图 3 - 30）。

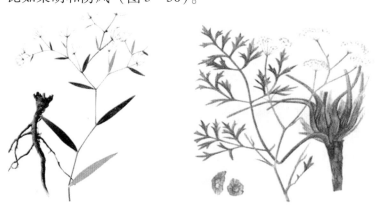

图 3 - 30　柴胡与防风的形态区别

　　它们都是伞形科植物，但柴胡具有完整而不带锯齿的叶，防风却是裂叶带有锯齿。这说明防风的"全息胚"具有更高的"分裂趋势"，其"阳气"比柴胡要重。所以，柴胡和防风虽然都能"解表"，但柴胡是"辛凉解表"，防风却是"辛温解表"；柴胡含有较多的"阴气"，于是还能"舒肝解郁"，防风阴气极少，不可舒肝解郁，却能"祛风除湿"。

　　有的时候，叶的形态几无差别，只是根的形态不同，也能形成中药药理的差异。

　　比如爵床科植物"马蓝"（板蓝根）与"肉根马蓝"（菜头肾）。

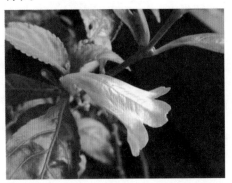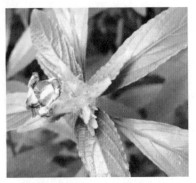

图 3-31　爵床科马蓝（板蓝根）与肉根马蓝（菜头肾）的比较

　　它们都是带有微锯齿的梭形叶，几无差别，花的差异也很小（图 3-31）。但根部差异较大，马蓝的根圆柱形，直径 5 毫米以上的木质化与木栓化较多；肉根马蓝的根呈多条圆柱形，直径 5 毫米以上的部分没有木质化和木栓，反而呈现肉质。

　　从而，马蓝的根（板蓝根）功效是：苦寒，入心胃二经，清热、解毒、凉血；

　　肉质马蓝（菜头肾）的功效是：甘微苦凉，入肾胃二经，清热解毒，养阴补肾。

它们都能清热解毒，但板蓝根的根具有木质化与木栓化倾向，说明其"全息胚"阴气不足，功效也就只泻不补；菜头肾的根呈现肉质化，说明其根部细胞充盈度较高，阴气充足，也就能在清热的同时养阴补肾。

通过这些对比，大家应该明白中药特有的生物信息是怎么回事了吧？

三、中药的生物信息究竟以何为靶——"治本"的原理

前节我们的结论是：中药治病原理主要不是化学作用，而是"生物信息"作用。

或许有人会提出疑问："所谓'生物信息'应该是活体组织才能产生和接受的信息吧？但我们口服的中药，都是经过煮沸处理的，其中的'生物信息'还在吗？即便原来的物质仍在，那也已经'死'了，机体什么部位能够接受'死了的'信息呢？"

现在我们就来看一下关于两栖类早期胚胎的"背唇实验"。

两栖类的胚孔背唇，本文在论述各种生物胚胎都具"自然热对流仿真"性质时提到过它。但当时只强调了它在胚胎原肠发育运动中呈现明显的"自然热对流仿真"迹象，其实这一部位的关键作用还在于，它具有诱导、调控和组织其他部位共同产生一个完整胚胎的特殊能力。

这是通过"背唇切除与移植"的实验而证实的。1924 年，Spemann 和 Mangold 在研究两栖类早期胚胎发育过程中，发现了胚孔背唇的一种"诱导现象"：把两栖类的胚孔背唇切除，再移植到受体胚胎的腹部一侧时，可诱导受体形成第二体轴，并进一步发育成连体的双幼体，于是 Spemann 将其视为胚胎完整发育的"组织者"。

很显然，胚孔背唇含有某些较为集中的生物信息，对胚胎各部的进一步发育都有关键作用，这是毋庸置疑的。

但进一步的实验或许让大家感到惊讶：研究发现，将胚孔背唇

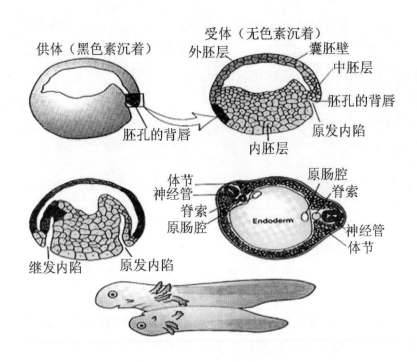

图3-32　移植蝾螈早期原肠胚背唇至受体腹部形成连体的双幼体

组织（煮沸法，酒精或乙醚固定，冰冻法，干燥法等）处理灭活或杀死之后，再移植到早期原肠胚内，结果各种灭活的"组织者"仍然具有诱导能力。

这是为什么？中国古典文学《三国演义》曾有一章"死诸葛吓退活司马"，煮熟了的背唇貌似已是"死诸葛"，竟然还能对受体胚胎的"活司马"产生作用？当然，这只是文学想象。

但这中间确实有一个十分严肃的问题：按目前机械唯物论的思维习惯，死了的东西，只能叫"化学物质"，不能叫"生物信息"，但煮熟了的"组织者"，分明还在发挥着实际上的生物信息作用，与它活着的时候大致一样，这又怎样解释？

查遍各种资料，若要进一步解释，目前的生物学界无可解释。

然而本文认为，中医恰好能对"煮熟的背唇现象"做出解释：

这无非是一种"**等效中药**"而已！

我们知道，所谓"中药"就是把植物和动物的某些部分煮熟了给人服用的，这包括犀牛角、鹿茸、人胎盘、虎骨、牛黄……这种行为和把蝾螈胚胎的"背唇"煮熟了再给受体蝾螈胚"服用"的实验，在行为上有本质的区别吗？

如果我们承认"唯动宇宙观"和"唯动逻辑"，则二者之间仅有生物信息强弱和生物诱导方向的差异，并无行为本质的区别。如果有人质疑"供体与受体的物种不同"，则早有不少实验证实，不同物种的胚胎组织也有相互诱导作用。

也就是说，本文认为，一切中药在本质上，都有一定程度的基因诱导作用，无论它所含的信息是生物信息也罢，化学物质也罢，都能作用到基因，所以才能"治本"。当然，对于这类跨物种的诱导，中医是通过把不同的中药所具有的不同"偏性"，用"阴阳六经"进行归类，以"六经"反应于人体的不同方位和不同立体角，来规划和预测其诱导结果的。但这与发育生物学根据方位和细胞质的不同分布来预测受精卵及卵裂球的"细胞命运决定"，在基本原则上是一样的，不过是一个问题的两种说法而已。

或许有人会说："'中药作用于基因'，这样的结论是否过于武断？仅此一个两栖类胚胎实验与中药类比，是否证据不足？"

第一，如果承认"唯动逻辑"，以"行为"作为对象，这就不是"类比推理"，而是科学归纳推理；第二，对于科学归纳推理，有一个实验就足以说明问题存在，其他的只是概率而已。

而对于胚胎，除了"背唇"这样的"组织者"之外，其他细胞不具备"发育中诱导和细胞间相互作用"吗？否，一切胚胎细胞都有这种作用，只是生物信息的强弱有所不同而已。

那么过了胚胎时期，这种作用就会完全消失吗？否。机体组织一旦受了损伤，这种作用就会或多或少地被重新激活。

所以，我们只要证明问题存在，就能说明中药具有这种"等效作用"。

所以，中华民族历史上用了几千年的中药，除了现在已研究出来的"抗微生物"等化学作用外，更重要的是它潜在的"基因作用"。

至此，我们就可以重新论证"煮熟的背唇"仍旧具有诱导作用，究竟是什么原理了：

在中医看来，它虽然失去了生命，却仍旧保留了"精气"。有中医基础的读者都会知道，中医习惯于把一切进入体内的食物统称为"水谷精微"。严格地说，背唇的"精气"与"水谷精微"之"精"并无本质的区别，只是信息性或效价强度较为悬殊而已。

那么什么是"精"？《黄帝内经》说："两神相搏，合而成形，常先身生，是谓精。"《周敦颐·太极图说》说："无极之真，二五之精，妙合而凝。"

那么什么是"神"？《黄帝内经》说："两精相搏谓之神。""血者，神气也。""神者，水谷之精气也。""气和而生，津液相成，神乃自生。"

综合各家之论，本文给出"神"的定义是："正常生命运动与恰到好处的物质配比。"本文给出"精"的定义是："生命运动的程序化与物质配比的固化。"

现在背唇虽然被煮熟，失去了生命之"神"，却保留了固化之"精"——恰到好处的物质配比。而这"恰到好处的物质配比"若回馈给缺少或需要背唇物质的两栖类胚胎之后，就会"气和而生，津液相成，神乃自生"——由于其中依旧含有生命秩序的信息，所以仍可引发相应的生命运动，即诱导胚胎发育的关键基因表达。

在这里，最重要的是"恰到好处的物质配比"。如果只是个别物质发生作用，我们可以认为"这是化学作用"，但背唇煮熟之后，所谓"RNA"或者"某某因子"全都失去活性，所剩余的却是一群"比例恰当的无生命物质"，并且它的作用并非"个别的叠加"，而是以"适合生命的最恰当比例"而发生的综合作用，这就不能简单地以"化学作用"来解释，而要看到它是一种高一层次的以物质配比来表达的"生物信息"——"精气"的作用。

我们还可以举一个更有逻辑的例子来说明问题。比如你使用电脑键盘，如果胡乱地按键，可以出现"A、B、C、D…"一大堆，但电脑不会执行你的命令，你必须将这些字母组成恰到好处的命令句，电脑才能明白你的意思，才能执行命令。而对于生物来说，也就是各种物质成分配比如果恰到好处，也能构成对于基因程序的"命令句"，引发某些基因的表达。背唇如此，犀角、羚羊角、胎盘、牛黄，甚至金汁也是如此。

"神乎其神"？不错，这就是"神"。《灵枢·本神》开篇即说："凡刺之法，必先本于神。"《素问·阴阳应象大论》开篇也说："阴阳者，天地之道……神明之府也。"可见，中医无论刺穴还是用药，千方百计调整阴阳，最终无非是为了这个"神"——生命程序的正确运行。

而这就是中医"治本"的原理。

壮哉，神医！壮哉，神药！

第三节　中医"五脏理论"的实质是什么？

在中医门诊，经常会听到这样的对话：

中医："你这个症状是'肝气郁结'。"

病人："可是我刚才还化验过'肝功能'，是正常的！"

中医："呵，中医的'肝'不是西医的肝。"

病人："哦，我有两个不同的肝……"

不要说病人有疑问，中医界自己也有疑问。若说中医的"肝"是"纯功能"的，可古典医籍中还说过肝的具体位置；若说中医的"肝"是"实质性"的，可"肝气郁结""肝火上炎"甚至"肝风内动"的时候，肝功能化验指标并无异常；而真正肝功能有异常的"急性黄疸型肝炎"，在张仲景《伤寒论》中却是"阳明"病，"脾色必黄"。

因此，如果我们要将中医概念科学化，甚至仅仅是要把中医的逻辑理顺，中医的"五脏理论"究竟是什么，都是一个不容忽视的问题。

本文在讲述经络的时候，曾经简略地提到过对于"脏""腑"的看法。显然这里需要进一步深入地探讨这个问题。

怎样探讨呢？其实我们只要有科学的态度，弄清它并不复杂。

大凡一个理论，如果只是为了让自己相信，怎么晦涩难懂都没关系；但如果要让大众相信，就要采用科学的方法。根据爱因斯坦的总结，科学的方法其实只有两个要素：一是逻辑，二是实证。

所以我们首先就从逻辑入手。

根据逻辑，一个理论可以分为总论和个论。如果总论就是错的，那么个论即使再详尽也是南辕北辙。中医的五脏理论是历经千百年历史实践而证明其有用的，所以应该说其总论基本正确，只是个论有所偏差，才使现代日益精细的解剖学和生理病理学与其产生矛盾。

因此，我们就用中医的"脏腑总论"，来实事求是地鉴别个论，以期"去粗取精，去伪存真"。

中医脏腑总论的逻辑十分清晰：所谓五脏的"脏"，其可观察特征是"藏精气而不泄"；所谓六腑的"腑"，其可观察特征是"传化物而不藏"。

我们就以这个逻辑来看。

首先看心（器官）：心是推动血液运行的器官，它在泵血的时候，是否自己藏了些什么物质呢？没有。即使流经冠状动脉的血，也都流了出去。可见作为器官的心基本上就是一个"传化物"的场所，只不过这个"物"是血而已。

或许有人会说："也许'血'可以算'精气'吧？"但这也不对。因为"脏"的特征，不仅仅是要"藏"，而且还要"不泄"，心脏的泵血行为是做不到这一点的，如果真的"藏而不泄"，那就是"充血性心力衰竭"了。

再看肾（器官）：肾是泌尿器官，它在泌尿的时候，有着"重吸收"的行为。这就是它的"所藏"吗？不是。重吸收的水分和电解质随即入血参与循环，并非留在肾内"不泄"。可见肾器官也是一种"传化物"的场所。

再看肝（器官）：肝是接收门静脉（来自消化道）的营养物质进一步分解、合成的器官，它能贮藏"肝糖原"，制造"白蛋白"等，这是它的"所藏"么？看起来像，但认真说来也不是。因为白蛋白可以随时释放入血，肝糖原也并非藏起来就不再动用，一旦有需求会重新分解变为血糖，二者都不能"藏而不泄"。只有在病理情况下，才会有某些物质滞留于肝而不去，如脂肪肝、肝硬化等。可见正常的肝器官也是一种"传化物"的场所。

再看肺（器官）：肺是呼吸器官，呼出二氧化碳，吸入新鲜氧气。二者不断地新陈代谢，既不是也不能"藏而不泄"。可见肺器官也是"传化物"的场所。况且，"肺"字是由一个"月"一个"市"拼成，说明造字的古人早就意识到"肺"是"肉体的市场"，起着"内外交换"的作用。可见肺器官也是"传化物"的场所。

再看脾或者胰（器官）：脾是"破血"器官，能破除衰老和多余的血细胞，既然是"破"，显然与"藏"相去甚远。胰是消化器官和内分泌器官，作为消化器官，分泌消化液进入肠道；作为内分泌器官，它产生胰岛素和高血糖素释放入血。这些东西一旦产生必须释放，如果"藏而不泄"就成了"胰腺炎"，所以脾器官和胰器官也只是"传化物"的场所。

这么说来，难道中医的"五脏理论"真的连"总论"也有问题，全是没有逻辑的"一派胡言"吗？

不。主要在于我们刚才的立场和视角,基于"机械唯物论"找不出"所藏"而已!如果采用"唯动宇宙观"和"唯动逻辑",是能发现其"藏精气而不泄"的奥秘的。

什么是"精气"?本文前一节已经给出了定义:"生命活动的程序化与物质配比的固化。"

以心为例,它每隔一定时间就跳一下,并且在机体运动的时候跳得快,安静的时候跳得慢,这种生命运动的程序化,就是它的"所藏";此外,它所推动的内容是全身血液,血液虽然不停地流动,不停地消耗与补充,但它的物质成分配比却是相对稳定的,有着严格的化验指标,而这一正常配比始终被屏障于循环系统之内,这就叫"藏而不泄",中医所谓"心主血脉"的意义便在于此。

比如临床上,如果缺少维生素 C,毛细血管脆性增加,导致牙龈渗血等症,便是"中医的心火",因为这影响"心之所藏",导致它"泄了"。而服用"清心养阴"的中药,与直接补充维生素 C 具有异曲同工之妙,绝不逊色。

或许有人会说:"可是,控制心跳快慢、控制血管舒张以及控制出血、凝血的机制并不在心脏本身,而主要在于神经中枢以及内分泌系统等等。"

不错,总的来说,心器官只是"会跳"而已,至于跳得快还是跳得慢,跳得深还是跳得浅,调控机制并不在心器官或循环系统本身,而在中枢神经,所以中医除了"心主血"之外,也特地强调了"心藏神",古中国的"亚圣"孟子甚至直接就说:"心之官则思。"

但这能让一般人大惑不解:"中医不知道有大脑吗?"

非也,中医早在远古时期就知道有脑。《素问·五藏别论》便说:"黄帝问曰:余闻方士,或以脑髓为藏,或以肠胃为藏,或以为府,敢问更相反,皆自谓是。不知其道,愿闻其说?岐伯对曰:脑、髓、骨、脉、胆、女子胞,此六者,地气之所生也,皆藏于阴而象于地,故藏而不泄,名曰'奇恒之府'。"

　　由此可见，中医绝对知道人体器官不止"五脏六腑"之数，"藏精气而不泄"的也不仅仅是"五脏"。只是，其他的"脏"或"腑"的功能根据"生物矢量的相似性"而被"合并"了，比如脑、脉的功能合并到了"心功能"当中，使得"心"既"藏神"又"主血脉"；骨、髓、生殖器的功能合并到了"肾功能"当中，使得"肾"既"主水"又"主骨生髓"又"藏精、主生殖"。

　　古中医的"五脏理论"为什么要"合并"诸多器官功能？分开来说不好吗？

　　这是因为古中国是采用中草药治病，而中草药治病是利用"草本之偏性"，即利用各种生物对于"自然热对流仿真"所具有的矢量特点，这也可以叫作"泛胚性"，以其特殊发育的矢量信息，来影响人体的发育方向及代谢方向。

　　这样一来，就与人体的"胚性"及胚胎发育过程有关了。

　　为什么"中医的心"要将心器官、脑器官的功能合并？因为它们都属于胚胎发育"头化"过程中"向上出芽"的矢量，所以使用中药时两者都会受到相似的影响。

　　在胚胎的早期发育中，"心芽"是最早"向上出芽"者，与外胚层"神经板"的"头化"趋势基本同步。

　　请大家回过头去看上一节的图 3 - 7：在人胚发育的第 19 天，就在胚胎的头端由中胚层形成了"生心区"，而这时外胚层的神经板与"原结"才刚刚出现"头化"趋势；最初的"心芽"原本位于内胚层的"口咽膜"之前，由于胚胎发育中外胚层头端的包卷运动，才逐渐移到口咽膜之后，至胚胎第 22 天，心脏完全形成之时，外胚层的头部轮廓也完成，所以这两个"芽"是同向、同步的。

　　而某些中药，比如具有"升提之力"的葛根，对于外胚层来说，它可以发汗退热、扩张脑血管；对于中胚层来说，可以扩张心血管；对于内胚层来说，可以"止泻、生津"，可见这种中药对于人体，主要表现为一种"生物矢量"，器官特异性是泛化的。

因此，中医才根据长期用药经验，而把心、脑等最早"向上出芽"的器官功能整合到一起，称之为"X脏"，便于理清用药思路。

或许有人立即会问：肺器官也是"向上出芽"的，为什么不归于同类？这是因为肺在人胚中的出芽时机较晚，不能形成"同步"，对药物反应也不易产生共性，所以就不归于同类。可见中医"五脏"的归类，并非随意而为，而是有着"胚胎发育基础"和"中药同步反应"为依据的。

"中医的肾"将泌尿器官与生殖器官功能合并也是同样原理。在人胚第22天，前端头部和心脏形成的同时，尾端也出现"向下出芽"的"泄殖腔膜"，排泄与生殖器官皆源于此。正由于这个原因，一些促进生殖功能的中药锁阳、鹿茸等，同时也能作用于泌尿系统，改善"液尿增多"等"肾虚"症状。

可见，如果像中医这样使用原生植物和动物来给人治病，这种"胚"与"胚"之间的诱导作用本身就是泛化的，它们只有"生物矢量"的差别，并无明显的"器官特异性"。

中医正是根据这种特点来概括"脏腑功能"的。它所归纳的"脏腑功能"其实也是"泛化"的。

比如：

§ "肺"的概念现代解

"肺主一身之气，主呼吸，主宣发肃降，通调水道"。这可以近似地采用一句现代语言来概括："主一切小分子物质的释放与向外排泄。"比如热量的排放、二氧化碳的排放以及氧气在末梢的释放、汗的排泄、尿的排泄（"肺为水上之源"、肾炎水肿中医治"肺"便因于此）。明眼人一看便知，这其实牵涉到诸多器官的协同作用。

§ "肝"的概念现代解

"肝藏血，主生发疏泄，主筋"。这也可以近似地采用一句现代语言来概括："主一切大分子物质通道或管道的畅达"。根据"最低能量原则"，机体的大分子物质（比如消化液、蛋白质、激素、神经介质等）主要是向内排放的，所以中医肝与中医肺的生物矢量基本相反：肺趋向于"表"而肝趋向于"里"。从这个角度来看，中医肝与中医肺的功能归纳，相对而言是很规范的，既"相克"，又共同完成生理所需。显然，这也是诸多器官的协同作用。

§ "心"的概念现代解

"心藏神，主血脉，主一身之表"。对于它虽然不能用一句话概括，但可以近似地采用两句现代语言概括：

第一，"主一切向上、向外的生机以及细胞性物质的排放"。中医的心五行属火，"长养万物"，所以自然包含着向上、向外的"出芽"及生物矢量，在人体成熟之后，一些部分如表皮、黏膜依旧是生长着的，因此相关的细胞性物质比如头屑过多便属于"心火"（也称"血热"）；而一些黏膜夹角的代谢过旺及炎症也称"心火"；还有就是体表生疮之时，会产生一种新的生机——增生与向外挤压，叫作"诸痛痒疮，皆属于心"。

第二，"表达着生物兴奋性与血液供应的程序性同步"。首先必须指出，"心藏神"并不是代表具体的思维内容，而是"整体兴奋性"。何以见得呢？中国古典文学有一个《枕中记》，说是运用一种"黄粱枕"可以让人做"皇帝梦"，但事实上任何一味"养心"药都不能让人具体地梦见什么东西，但可以治"失眠""健忘"等，可见中医"心藏神"不是指具体思维，而是主管总体兴奋性；同理，中医"心主血"也不是控制具体的血流分布及血液成分，而是以心搏强弱来控制总的循环血量，并使它与总体兴奋性同步。这一过程具有严格的程序性，可称为"兴奋所向，血液随之"，中医术语则叫"气为血帅"或曰"随神往来谓之魂"。

显然，这一生机要靠多器官协同作用才能实现。

§ "肾"的概念现代解

"肾藏精，纳气，主水，主生殖，主骨生髓"。这也要用两句现代语言来概括：

第一，"主一切向内、向下的生机及细胞性物质的释放"。必须指出，"肾主水"并非排尿之"水"，而是"自然热对流"矢量中的"四象五行之水"，它与"藏精、纳气"的意义相似，都属于同一个向内、向下的矢量方向。只是由于肾器官的泌尿也属于机体向内、向下的生机的一部分，才与中医肾有关。所以要注意"生机"二字，临床上，肾炎水肿初起之时，中医是"治肺"的，只有到达疾病晚期，"生机"衰败之时才会"治肾"。至于"向内、向下的细胞性物质释放"，诸如生殖细胞的生成释放以及骨髓中血细胞的生成释放便是，所以当遇到西医的"贫血"即血细胞减少时，中医临床上用"补肾"的办法要比"补血"的办法更为见效。

第二，"表达着细胞充盈度、能量利用度与氧分、养料供应的程序性同步"。这是落实在细胞层面的生命活动，中医术语称之为"藏精纳气"，或曰"并精而入出者谓之魄"。如果"纳气"充分则细胞充盈度好，表现为毛发黑而光泽、骨质坚实；"纳气"不足则细胞充盈度不够，表现为毛发白而枯萎，骨质疏松；更严重的则是心力衰竭——心肌细胞的供氧与能量利用度不足，可产生一系列心悸、气急症状（古中医描述为"呼多吸少"）。

可见，这根本就是机体诸多组织器官共同关联的生理病理现象。

§ "脾"的概念现代解

"脾藏营，主运化水谷精微、运化水湿，升清降浊"。关于这一点本文第二章曾经分析过，用现代语言说就是它"表达着机体'内环境'的质量，包括整体层面的'消化道环境'与细胞层面的'细胞外液'"。这一概念所涉及的内容有些广泛，从水分、小分子物质到大分子物质等均可涵盖，似乎与其他四脏功能都有所重叠。举例来说，虽说"诸痛痒疮皆属于心"，但其炎性渗出却属于"湿热"（脾胃之火）；此外，中医临床上常在治疗肾炎水肿的"越婢汤"中加白术，在治疗心源性休克的"四逆汤"中加人参，这也是充分利用"脾气"对于其他各脏的协同作用。

但总的来说,"中医脾功能"着眼点是"内环境"而不是"生机",并且在细胞外液中,主要表现为"物质数量"而不是"通道是否畅达",这点可以资区别。

关于这点还可举个小例子:"青春痘"是一种不易根除的小病,长在皮肤上,使得很多人误以为"肺合皮毛",其实这是皮脂腺阻塞所致,皮脂是大分子物质,与"肺"无关,其治则应为:通道不畅责之于肝,分泌过多责之于脾胃。

综上所述,中医的"五脏功能",无论哪一"脏"都不是单一器官功能,而是诸多组织器官共同实现的。并且,这诸多组织器官似乎都为一种生命内在的"方向性程序"所控制着。比如说,早在胚胎早期的卵裂球,"六经"的不同立体角就裹挟着不同的细胞质物质,而中医的"五脏"划分与此一脉相承,它们在功能方向上也分别裹挟着体内从小分子到大分子的不同物质……看来,中医的着眼点早已超脱了具体的组织器官,认为这些生命结构无非是生命深层的"自然热对流仿真"性质的体现而已,无论它是在微观还是在宏观。

估计大家看到这些,恐怕是既有所体会,又有些眼花缭乱吧?

这主要是因为我们都是现代人,每个人都知道身体里面的各种器官多不胜数。如果有人对体内结构一无所知,那么中医所概括的"五脏"功能,从小分子到大分子再到细胞性物质各有所司,从生机到物质通道再到排泄也各有所司,并且还各有上、下、内、外的矢量方向,应该是逻辑架构十分清晰的。

只是,我们既然是现代人,既然已经知道了体内组织器官的各种繁杂精细的生理功能,再要给中医的"脏腑"概念下个准确定义就很困难了……

这"是"什么呢?

笔者曾经参加过"全国首届中医外感热病学术会议",当时就有人提出过中医的"脏腑"概念相当于西医的"症候群"概念。

但"症候群"概念只表达一种病理联系，并不表达生理联系。

那么叫作"生理反射群与病理症候群"可否？

也不妥当。因为这两个"群"的概念都只表达着某种"表面联系"，并未深刻体现生物生长发育总的规律性、程序性与方向性，反而弱于原来的中医脏腑概念。

笔者认为，根据现有的物理学知识、生物学知识及本文通篇的"玄学"归纳，中医"五脏"的定义应该包含三个方面：

第一，从生命行为来看，"中医'五脏'是以'自然热对流仿真'为基础的'生物矢量反射群'"。

第二，从物质基础来看，"中医'五脏'是机体内部的'逻辑器官'及其'逻辑中枢'。"

什么叫"逻辑器官"？

我们举电脑为例：一般人的电脑硬盘存贮界面都可分为 C 盘、D 盘、E 盘、F 盘……但拆开电脑箱一看，其实只有一个实体硬盘，所谓 C、D、E、F……只是"逻辑硬盘"而已！无论您操作哪个逻辑盘，实体硬盘上所有的电子元件都在工作，不会有的工作、有的罢工，差别只是"存贮扇区"有所侧重罢了。

而"逻辑器官"也是同样，当它为了一个"生物矢量"而发挥功能的时候，其实机体每个实质器官都在活动，只不过同样有所侧重罢了。

电脑的"逻辑硬盘"设置，没有谁说它"违反科学"，那么，中医的"逻辑器官"设置，也同样是不违反科学的。是吗？

至于古中医典籍《内经》《难经》对于"五脏位置"的描述，其实是一种"古老的误会"，我们应该视为"功能侧重所在"，而非"器官实质所在"，这才是符合逻辑的态度，也才是"去粗取精"、促进"中医现代化"的方法。

第三，从生物进化来看，它表达着目前科学界尚未发现的渐进规律与抗衰老规律。

生物的各种活动及其活动需求，怎样影响遗传基因？比如说，父母近视，则子女也容易近视，这种状况是怎样当即或当代就录入基因的？这在目前科学界还是一个谜。

但古中医却有着生命活动怎样影响基因并促进变异的描述。它是通过"五脏神气"来实现的："生之来谓之精，两精相搏谓之神……心有所忆谓之意，意之所存谓之志，因志而存变谓之思，因思而远慕谓之虑，因虑而处物谓之智。"（《灵枢·本神》）

一般人或许以为这段话只是对于思维过程的细分，其实联系上下文可知，这是讲述"神"与"精"的互相作用，即生命活动与基因程序的互相作用。

"心有所忆谓之意"，说的是一个生命之"神"首次的正常活动。

"意之所存谓之志"，说的是生命首次正常活动（"心意"）会被"肾志"封存到"精"。

"因志而存变谓之思"，说的是这种生命活动的程序仍要接受"脾思"在内外环境上的校验，以观察有何缺陷需要改进。

或许有人会说："为什么不先行改进之后再作封存？"这是没有办法的，生命总是由低级到高级，环境也总是不断变化，并没有一个永远正确的模式，所以只能"因志而存变"，把过去的生命活动当作不可抛弃的"历史背景"，在既定的历史基础上谋求改变。

举海豚为例，它虽然由鱼类进化而来，但已经是哺乳动物，有着陆上生活的历史了，而后由于某种原因重回海洋生活，是否会重新退化回原来的鱼类呢？不会。因为它已有哺乳动物的"历史背景"了，虽然重归海洋，也只能"因志而存变"，四肢可以变为"划水"，但用肺呼吸和哺乳生殖的特点不变。

这种"历史背景"的现象在中医临床当中也常有体现：如果妇女坐月子期间坠入冰河之中，就会留下几乎终身的"寒证"，即使十几年后诊治其他疾病之时，中医也必须考虑她曾经"坐月涉水"的病史。

所以，生过病的人康复之后与原来一样吗？不一样，至少他留下了难以磨灭的历史背景。当然，这背景也许并不都坏，比如得过麻疹之后，可以终身免疫。"因志而存变谓之思"，不可小觑呵。

"因思而远慕谓之虑"，描述了正常的基因改变或进化首先以什么方式开始：它是一种具有长远优势的生物矢量。

比如长颈鹿吃不着食物就会伸长自己的脖子，大象吃不着食物就会伸长自己的鼻子，这都是一种"长远优势的生物矢量"，日积月累才形成具体变化……

或许有人会说："如果既有长脖子又有长鼻子，岂不是更方便？"

不，世上没有也不会有这种动物，因为这不符合"因思而远慕谓之虑"的进化规律。根据"最低能量原理"，能量向一点突破比两点突破要节省，所以一旦某一方向的生物矢量产生优势，就会抑制其他矢量。

在中医"五脏神气"的归纳中，"虑"由"肝胆"所主，所以《素问·六节藏象论》曾有"凡十一藏皆取决于胆"的说法，也是阐述这个"生物矢量的优势原理"。

最后，"因虑而处物谓之智"，则是各个物种根据自身优势而适应自然界的方法。作为人类，则可以在季节变化而五脏各有"旺气"之时，"春夏养阳，秋冬养阴"，以期长寿。

第四节　中医"肾脏"与抗衰老问题的本质

人体的成长和衰老与"肾脏的兴衰"密切相关，这是中医"五脏理论"中的一个重要特点。

这首先可见于《黄帝内经·素问·上古天真论》的论述：

"女子七岁肾气盛，齿更发长。

"二七而天癸至，任脉通，太冲脉盛，月事以时下，故有子。

"三七肾气平均，故真牙生而长极。

"四七筋骨坚，发长极，身体盛壮。

"五七阳明脉衰，面始焦，发始堕。

"六七三阳脉衰于上，面皆焦，发始白。

"七七任脉虚，太冲脉衰少，天癸竭，地道不通，故形坏而无子也。

"丈夫八岁肾气实，发长齿更。

"二八肾气盛，天癸至，精气溢泻，阴阳和，故能有子。

"三八肾气平均，筋骨劲强，故真牙生而长极。

"四八筋骨隆盛，肌肉满壮。

"五八肾气衰，发堕齿槁。

"六八阳气衰竭于上，面焦，发鬓颁白。

"七八肝气衰，筋不能动。

"八八天癸竭，精少，肾藏衰，形体皆极，则齿发去。

"肾者主水，受五藏六府之精而藏之，故五藏盛，乃能泻。

"今五藏皆衰，筋骨解堕，天癸尽矣，故发鬓白，身体重，行步不正，而无子耳。"

从以上论述可以看出，人的一生，从生长到衰老，真可谓"成也肾脏，败也肾脏"！虽说与"阳明""三阳""任脉""肝气"乃至"五脏六腑"也有关系，但主要是这个"肾"："精少，肾藏衰，形体皆极，则齿发去。"

而从本文前面的分析可知，中医的"肾"无非是在生命的"自然热对流仿真"过程中代表了向内、向下的生机（包含泌尿、生殖），以及细胞充盈的矢量。从现代观点来看，为什么"肾脏"就这么重要呢？

关键在于"衰老与生殖同步"！

这只需回过头去再品味一下从"女子七岁""丈夫八岁"至"七七""八八"的过程便可知晓。由于"肾脏"是"主生殖"的，所以人的整体衰老就与"肾脏"同步了。"生殖机能的衰退意味着衰老"，现代医学也是承认的。

但显然还有一个问题："为什么生命的衰老要与生殖机能同步？"

其实，这牵涉"衰老的本质"到底是什么。是因为机体遇到了不可抗拒的外力以至于"不得不死"，还是仅仅属于一种"程序性死亡"？

或许有人觉得好笑："'程序性死亡'只是发生于胚胎过程的某些局部现象，对于生物整体而言，能活着，为什么要主动求死？"

是的，目前的医学界和生物学界都认为衰老是"不可抗拒的自身错误积累与外界损伤的共同作用"，目前正采用"抗氧化营养素对抗自由基"的方法来减少这些损伤。

但本文认为，衰老是生命程序的一种主动过程。生命如果不想衰老，通常的错误都会纠正，通常的损伤也都会修复；只有先出现主动衰老的行为，然后才会出现错误积累和多种组织损伤缺陷的现象。

为什么要这样看问题？因为一切生命都具"自然热对流仿真"性质，而既然有这种性质，它就要遵循"最低能量原理"。根据最低能量原理，超出生命目的的能量消耗是要避免的。

而生命的目的是什么？或者说"生命基因程序"的目的是什么？或许与我们每个人的"人生观"大为不同。当我们学习《生物学》或《生理学》总论的时候，一定会看到这样的警句："**生命活动的基本特征是新陈代谢、兴奋性和遗传、变异。**"

这之中，新陈代谢、兴奋性是手段，而遗传、变异就是目的。

换言之，一切生命的最终目的只有两个，一是遗传，二是进化（变异）。遗传是为了物种的延续，而进化则是为了物种的发展。

很显然，遗传也是要把不断进步的内容记忆进去，所以一切生物总是先生长，再生殖。动植物的生长期通常也是适应自然而产生进化的最佳时期，我们人类也同样。自幼苦练"站桩"，身体会矮些；自幼苦练小提琴，左手小指会长些；自幼看书不止，会得近视，而成人之后再看书则不容易近视；这都是常见的事实。也就是说，生长期的停止，代表着进化最佳时期的停止，接下来才是生育期。

按中医理论来说，在生长期，"所以任物者谓之心，心有所忆谓之意，意之所存谓之志"，"肾"会不断地把"心"传递过来的进化变异信息记入基因，所以"肾"是非常活跃的，这其实是也是"藏精纳气"即"细胞充盈"活动的一部分。

而接下来的生育期，则是把发育期的"进化因素"传给下一代，这时候的父母如果已经是近视眼，那么对不起，子女也或多或少获得了这种变异因素。这时期的肾自然也是非常活跃的。然而"心"和其他的"脏"则有些懈怠了。这表现为学习力和记忆力开始下降，并且身体发胖（能量利用率下降）。中医传统解释便是"阳明脉衰"。

而生育期一旦结束，"肾脏"也不再活跃，意味着生命的两大任务（进化、遗传）全都完成，在基因看来，在"最低能量原理"看来，该生命都没有继续存在的意义了，所以，它就主动采取了"衰老"行为。

这就是中医认为的"肾衰"原因，其中关键，首先是进化活动停止，"五脏六腑之精"不再传递给"肾"，接着生育停止，"肾"的"藏精纳气"也就彻底"罢工"了……

当我们知道了这一系列造成衰老的根本原因之后，各位读者是否想到，应该怎样"补肾"和抗衰老呢？

既然生命的主动结束是由于生命的两大任务（进化、遗传）结束所致，那么，人们要想长寿首先就要针对这两大任务而"动手脚"。

第一，不让进化任务"结束"。这该采用什么办法，不知大家想到没有？

不错，"生命在于运动"！

多运动，究竟是好是坏？如果按照"外界损伤与内部错误积累"的理论，多运动只会增加损伤和错误积累，焉有好处？可事实上爱好运动的人多半长寿，可见"运动"另有奥妙。

其实本文开篇就已阐明了一种观点："生命行为决定生命结构。"这是基于"唯动宇宙观"而引发的，但恰好能够说明为什么"生命在于运动"：适当的运动表达着一种"进化需求"，能够反映到基因，使它认为生命结构需要改变，从而"进化任务"并未停止。既然生命任务没有完成，基因程序就要继续运行，生命也就可以延续。

似乎有点"玄"？但只有这样才能解释为何"生命在于运动"，并且还能说明这种运动要以何为度：以机体感到生命结构需要改变为度。

比如，必须达到一定强度的跑步，可使机体感到肌肉需要更加强健，心血管功能需要更加流畅；此外，具有特殊发力动作的武术、必须日积月累才能达到的"内家功夫"、极限拉伸关节的"瑜伽操"等，都具有事半功倍的效果。

第二，不去完成"生育"任务，使基因程序的"遗传目标"始终存在，寿命得以延长。

中国的和尚、道士都是这么做的，其传统理论的立意为"不生不灭"，而其"道行高深"者也确实普遍长寿。

但一般人是无法做到的，所以《黄帝内经》当中也没有刻意提倡这一点。《黄帝内经·素问·上古天真论》提倡的是一种近似的方法："恬惔虚无，真气从之。""是以嗜欲不能劳其目，淫邪不能惑其心，愚智贤不肖，不惧于物，故合于道：所以能年皆度百岁而动作不衰者，以其德全不危也。"

可见，生命在于运动，但也不能"乱动"，必须注意"德全不危"。这里所说的"德"，与《灵枢·本神》的"天之在我者德也……德流气薄而生者也"意义相通，都是"能量"的意思。换言之，"恬惔虚无"能够保存某种"用于生殖的能量"，既然用于生殖的能量并未消失，那么生殖期也就不算结束，就可以活得长些……

由此可见，无穷的奥秘皆在中医"肾"中，但吃药补肾只是下乘，根据"基因的目的"，笔者在此大声疾呼：人们日常的行为才是养肾长寿的关键！

而这"德全不危"的行为，其实在青壮年时期就要注意培养了。

所以，劝君莫惜金缕衣，劝君惜取少年时……

第五节　中医的疾病观

什么叫疾病？现代医学高度发展的今天，人们仍很难对疾病的概念下一个确切的定义。目前一般认为，疾病是指机体在一定条件下，由病因与机体相互作用发生的生命活动障碍过程。在此过程中，机体对病因及其损伤发生抗损伤反应；组织细胞发生功能、代谢和形态结构异常变化；患者出现各种症状、体征及社会行为的异常，人们对环境适应能力降低和劳动能力减弱乃至消失。

现在我们就来看一下中医的疾病观。

一、六经病（伤寒）

中医的六经病，顾名思义，就是本文之前所述的机体"自然热对流仿真"中的"六经"矢量因故受阻而发生的疾病。这类病主要归纳于仲景《伤寒论》中。

（1）太阳病。之前已经解析过，六经概念的"太阳"在机体横截面上具有向背发散的生物矢量，在机体纵剖面上具有向后（由头向尾）发散的生物矢量。那么，如果"太阳经气"受阻，而其他"经气"相对正常，很显然，总体之"经气"（包含相应的信息物质）就会"郁结"于头、项部位无法"发出"。因此便有《伤寒论》所描述的"太阳之为病，头项强痛而恶寒"。同时，太阳矢量所裹挟的物质较为"轻清"，与机体水分及小分子通道有关，所以"太阳病"除了以表实证为主之外，也还有两个分证：一是"表虚证"（"病常自汗出"），二是"风水证"（急性肾炎水肿）。由此可见，"太阳病"所表达的生物矢量，若以"五脏辨证"角度来看，很大一部分与"肺失宣降"重叠。

那么，"太阳病"与我们现代所知的"外来微生物感染"有何关系呢？中医认为是由于首先出现了"经气郁结于头部"，然后才导致人的头部器官易于感染病毒、细菌，即一种因果关系："邪之所凑，其气必虚（紊乱）"。这一点现代医学也是肯定的，如感冒，常发生在疲劳或受凉后，感冒病毒乘虚而入，同时免疫系统被激活，出现鼻炎、发热等系列症状。而经中医"散寒解表""疏解经气"之后，这类感染病灶就会失去某种"最佳环境"，从而容易被机体免疫系统消灭。

（2）少阳病。"少阳"在机体横截面上具有由中心向两侧发散的生物矢量，在机体纵剖面上具有由头向两侧再向尾发散的生物矢量。那么，如果"少阳经气"受阻，总体之"经气"就会郁结在胸胁与头部两侧（包括双耳、双目、双扁桃体等）而无法"条达"。因此便有《伤寒论》所描述的"少阳之为病，口苦、咽干、目眩是也""往来寒热，胸胁苦满，默默不欲饮食，心烦喜呕"。由于"少阳矢量"所裹挟的已是大分子物质，大分子物质（蛋白质）过多地滞留于舌苔则"口苦"；大分子通道的一些管道通常由平滑肌控制，平滑肌的普遍紧张度增高则会脉弦、目眩、胃排空困难以致不欲饮食甚或呕吐。若以"脏腑辨证"来看，少阳病的一部分可与"肝胆郁结"重叠。

那么，如果这时机体"经气郁结紊乱"的部位被"外来微生物"趁机侵袭，就会形成诸如中耳炎、扁桃体炎、淋巴结炎、胆囊炎、胰腺炎等，这些炎症多数会导致"腔腺管阻滞"或"炎性包裹"，从而具有"弛张热型"即"往来寒热"的特点。当中医"和解少阳"之后，会在相当程度上缓解"腔腺管阻滞"现象，使感染灶失去"最佳环境"，从而得到较好的预后。

应当指出，中医"和解"疗法的立意是"缓解机体过度的应激反应"，这与西医的"激素疗法"颇为相似，但"激素疗法"在减轻炎症反应的同时降低基础免疫力；而中医"和解法"只是疏解不适当的应激反应，并不降低基础免疫力，这一点要比西医"激素疗法"优越得多。

（3）阳明病。"阳明"在机体横截面上具有朝向腹侧发散的生物矢量，在机体纵剖面上具有自头面经胸前再向腹部发散的生物矢量。那么，如果"阳明"受阻，总体之"经气"就会郁结于胸腹部位，由于胸中有肺器官，腹中有消化道器官，二者的表面积十分广大，如果机体的免疫兴奋性播散至此，就会形成"肺胃气分大热"，即《伤寒论》所描述的："阳明之为病，胃家实是也""身热，汗自出，不恶寒，反恶热也""伤寒三日，阳明脉大"。

显然，如果外来微生物感染到这些部位，就会出现急性肺炎、急性肝炎、其他急性消化道炎症等。由于感染面积大，细菌繁殖也快，其内毒素的总量也大，就会产生高强度的免疫反应和"身大热、口大渴、大汗出、脉洪大"等症，可与感染面积及内毒素总量成正比。

当此之时，由于阳气（免疫反应）已经过高，而因发热出汗的缘故体液损失也大，中医对于"阳明病"的治则就不再是"护持阳气"而是"急下存阴"了。"急下"可以减少用于"阳气"的能量，同时迅速改变感染灶的"最佳环境"，以达到抑制病菌的目的；"存阴"则是通过"养阴止汗"等办法而减少体液损耗。要知道古中国是没有"输液"技术的，所以"津液亏损"是"阴明病"的大敌，但以现代眼光来看，此时给予输液也是可以的。

但应指出，《伤寒论》治疗发热病证有一个显著特点就是"下不嫌迟"，也就是说，"恶寒"和"无汗"的时候不能"清里攻下"。以现代眼光来看，这时候机体免疫反应还没有到达应有的高度，如果这时候就"清里攻下"，"阳气"（免疫机能）就会不足以对抗外来致病因子。笔者认为，这也应该包括"静脉输液"：如果在"恶寒无汗"时期大量输液，机体就会有相当一部分能量被用于"运化水湿"，导致免疫反应的能量不足，预后也就不佳；只有"身热、汗自出、不恶寒、反恶热"的时候，才是输液的最佳时期。

（4）太阴病。《老子》说"名可名，非常名"。"太阴"这类名称，随着范畴与层次的不同，会有着不同的内涵。在"四象五行"范畴的"太阴"，是一种"轴对称稳态系统"中"纯收聚"的矢量，可简捷地对应于"五脏"，如"阴中之太阴，肾也"（《黄帝内经·灵枢·九针十二原》）；但六经概念的"太阴"，则是一种"交叉双轴对称稳态系统"，在横截面上自腹侧向内收聚、在纵剖面上自尾端向胸颈部收聚的矢量。这一矢量比较复杂，但显然更符合动物机体的实际稳态方式，所以"六经辨证"是比"五脏辨证"更为高级的推理方式。

那么，六经概念的"太阴"受阻，腹部及消化道的"经气"或"水谷精微"就无法吸收，也无法"上归于心肺"，其症状便如《伤寒论》所描述："腹满而吐，食不下，自利益甚，时腹自痛。"由于发生"太阴病"之时，机体的"三阳经"通常已是阳气不足，所以不可"攻下"，当以"附子理中汤"等温化之法，徐徐收功。笔者认为，此时亦不可大量输液，以防心力衰竭或消化道胀气（《伤寒论》："若下之，必胸下结硬。"）。

（5）少阴病。六经概念的"少阴"，是表达这样一种生物矢量：在机体横截面自背侧向内收聚；在机体纵剖面自背尾端向胸咽方向收聚并稍偏于腹侧前行。不要小看这一矢量受阻的后果，因为它所过之处，代表着脑脊髓神经兴奋性的衰减，也代表着腔静脉流动方向的郁滞。这很容易让我们联想到两个现代医学的概念："心力衰竭"与"休克"（心源性休克）。当然，"少阴病"不只是这两个病证，用一句较为贴近的现代语言来说，它的完整概念应当是"中枢性有氧代谢及能量障碍（包括神经中枢与循环中枢）"。所以，《伤寒论》对它的描述是："少阴之为病，脉微细，但欲寐是也。"

对于这类病证的典型代表"心源性休克"，中医使用"姜附汤"或"参附汤"，其主药是"附子"，具有强心、升压、促进有氧代谢、抗休克和心肌保护作用，其功效与现代医学常用的"洋地黄疗法"如出一辙。

并且笔者发现，西医使用"强心剂"需要达到一定的饱和度即"洋地黄化"；而中医使用附子来"回阳救逆"，其实也必须要有一定程度的"附子化"，即附子必须要有足够大的剂量才能显效，这两方面的原理是相同的。但比较起来，中医应用附子可以实施"复方配伍"，若以人参、炙甘草等相配，因其协同作用，就能适当减少附子的显效用量，减轻其毒副作用。所以，在病人能够口服的情况下，使用"附子"要比"洋地黄类"更加安全。希望中医界能够加强这方面的研究。

（6）厥阴病。"厥阴"的生物矢量，在机体横截面表达为由两侧向中间的收聚矢量；在机体纵剖面表达为由躯干中间向心胸部与头部收聚而前行的矢量。并且，"厥阴矢量"还裹挟着机体排向内腔表面（包括消化道、子宫腔等）的大分子物质，与其相应通道有关。所以，"厥阴矢量"受阻，便会如同《伤寒论》所描述的那样："厥阴之为病，消渴、气上冲心、心中疼热，饥而不欲食，食则吐蛔。"这其实包括了胰腺病、胆道病、食道病、胃病、心血管病、脑血管病等，只要符合"机体向内的大分子通道受阻"，便是。由于发生"厥阴病"时，"三阳经"通常已有虚衰，所以不可"攻下"，"若下之，痢不止。"但具体问题要做具体分析，如果"三阳经"并未明显虚衰，有些胆道蛔虫病、心血管病、高血压病等还是"可下"的。

如果从"五脏辨证"角度来看，"厥阴病"的诸般表现大多数可与"肝气上逆"的概念重叠。临床上，"厥阴病"也常与"少阳病"有几分相似，但根据"六经"的矢量原理完全可以鉴别：少阳病应当表现为"向外条达"受阻；厥阴病应当表现为"向内疏泄"受阻；"少阳病"主要治则是"疏肝达表"；"厥阴病"主要治则是"柔肝温里"。

二、卫气营血病（温病）

（一）"新感"温病

所谓"温病"，其实与"伤寒"的许多概念相互重叠，只是表述方式不同。

但这种表述方式的不同还是有着积极意义的。因为"温病"是以描述烈性传染病的发病过程为主，这与《伤寒论》所描述的一般传染病发病过程就有一些区别。

关键区别在于，"伤寒"的病程及转归属于**"客随主变"**，即遇到外来微生物的侵袭，要从何处发病、向何处播散、有何症状及预后都是根据主体易感部位（"经气"紊乱部位）的生物结构特征而来；但"温病"涉及的外来微生物十分强悍，能够轻易夺取机体对于内环境的控制权，形成一种**"主随客变"**的进程：无论感染何处，基本都有"卫—气—营—血"的发展模式，预后十分凶险。

这里就要引入一个重要的中医概念：**一切疾病之所以具有危害，是因为它能夺取机体内环境的控制权。这种内环境控制权的丧**

失程度，便是中医所观察到的"气血不和、阴阳失调"程度，所以，中医要用阴阳理论来诊治疾病。

有些细菌生存于人体，并不夺取内环境控制权，比如大肠杆菌位于大肠表面的正常菌丛，并不影响消化功能，反而还有促进维生素吸收作用，那就不叫疾病；但大肠杆菌一旦入血，引起"败血症"，就是要命的疾病了。

显然，疾病的凶险程度，与机体内环境控制权的丧失程度成正比。所以，与"伤寒"相比，"温病"就是较为凶险的疾病。

目前医学界往往认为，机体对于外来微生物的应激反应（免疫反应）是有益的。比如"发热"，可使免疫细胞的活动性成倍增加。

但是中医的"温病"理论早就认为：**丧失了内环境控制权的免疫反应是有害的**。比如烈性传染病所造成的高热，往往与内毒素成正比：内毒素有多大的量，体温就有多高，直至"烧坏脑子"或休克、死亡。这还是"有益"的吗？这其实是病灶与机体争夺内环境控制权的结果，换言之，高热环境可能就是病菌加速繁殖的需要。何以见得？我们知道人类体温若达42℃便是病危，但禽类体温正常就是42℃，难道禽类就会免疫外来微生物？不，所谓"鸡瘟""禽流感"都是常见的。这说明致病微生物并不在乎过高的体温，照样能够繁殖，相反倒是人类机体会陷入险境。

因此，相较于"伤寒"的"下不嫌迟"，"温病"治则的一个显著特点便是"下不嫌早"。换言之，"温病"理论的立意，就是尽快制止烈性疾病对于内环境控制权的争夺！

由此可见，中医绝不死板，"具体问题具体分析"，是它"活的灵魂"。

现就温病的"卫、气、营、血"发展模式，结合现代知识做一扼要陈述。

（1）卫分证。这也就是"温病"的炎症初起，通常的表现与

"伤寒"的"太阳病"有些雷同：发热恶寒。但由于温病的烈性，往往是发热重，恶寒轻，或者仅仅"微恶风寒"，却有明显的红肿病灶。由于炎症刚开始，尚局限于一点，未及播散，所以该过程也可称为"点状侵袭"阶段。

（2）气分证。即"表面播散"阶段，这时炎症已经开始沿着黏膜表面或较为疏松的结缔组织播散，尚未入血。此阶段的表现与"伤寒"的"阳明病"有些类似，身热、口渴、汗出、脉大，但往往更快引起高热。

（3）营分证。这是温病特有的播散方式——"纵深播散"的前期：相当于现代医学的"毒血症"或"菌血症"，其特征主要是以中枢神经"中毒"症状为主：高热口干、神昏谵语、脉细而快，这是"毒血症"；如果兼及"菌血症"，则还有"斑疹隐隐"。

应当指出，"伤寒"的"阳明病"只要不曾"误治"，通常没有"纵深播散入血"的情况。张仲景曾说："阳明居中，主土也，万物所归，无所复传。"所以"阳明"之后或可痊愈，或可转入"三阴"，成为慢性病。

但以温病之烈，几乎有着相当大的概率突破"血－组织屏障"，"纵深播散"而进入血液。

如果此刻尚为突破"血－组织屏障"的早期，《叶香岩外感温热篇》认为"入营犹可透热转气"，估计是指"毒血症"或"一过性菌血症"而言，真要是大量细菌入血，已成为"败血症"，"逆转"就很困难了。但至少来说，"清营汤"以清热解毒药和凉血药共同配伍，这种治疗细菌入血的方法是值得重视的。

（4）血分证。这个阶段已是"纵深播散"的晚期：相当于现代医学的"败血症"和"弥散性血管内凝血"。即使现代医学也属难治之症，所以中医针对"血分证"的"犀角地黄汤"，对于急、烈性传染病是很有借鉴意义的。尤其是此刻反而去掉了金银花、连翘、黄连等"清热解毒"药，专以"清热凉血"为主，正如《叶香岩外感温热篇》所说："入血直须凉血散血。"这是"抓住主要矛盾"的方法，思路清晰，难能可贵。

综合以上四证，现将温病的卫、气、营、血发展进程绘成简要示意图，如下：

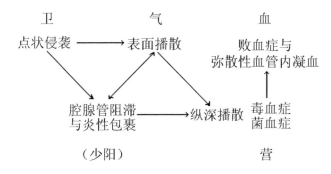

图 3－33 中医温病的"卫气营血"进程与现代概念的关系

（二）"伏气"温病

中医的"温病"理论，自古便有"新感"与"伏气"之争。

持"新感"一派的观点认为，"温病"是因新感天地之间的"疫疠之气"（外来致病因子）所致，以"疫气"之烈性，无论壮弱老幼，"感之即发"，绝不会拖延太久。

持"伏气"一派的观点，则以《内经》的"冬伤于寒，春必温病"为依据，认为温病是由一个季度以前的"寒暑之邪"甚或一年以前的"寒暑之邪"潜伏于体内，"俟时而发"，所以发病高峰期具有较强的季节性。

根据现代的细菌学知识我们知道，烈性传染病的潜伏期一般只有几天，最长不过三周，不可能长达一季甚或一年。那么，"新感"学派是对的，"伏气"学派是错的？连带着《内经》的相关论述也是错的？

不，"伏气"学派其实也有道理，只是我们现代人对于《内经》"冬伤于寒，春必温病"的理解有所偏差而已。

现代人总喜欢以物质观点看待问题，但中医温病所谓的"伏气"，所潜伏的并非物质，而是一种"运动"，即人体内环境应对自然界季节变更而产生的周期性变化。

其实关于这种周期性变化，现代医学也是认可的，通常称为"生物钟机制"，只是未意识到"生物钟机制"其实也具有中医"阴阳消长"的性质。

本文之前已有论述，人体的"阴阳"会随季节变化而消长，是为了以"内环境"抗"外环境"：天气渐热之时，人以"阴气"增长对抗；天气渐冷之时，人以"阳气"增长对抗。以此周期性动态而实现"天人合一的阴阳平衡"（图3-34）。

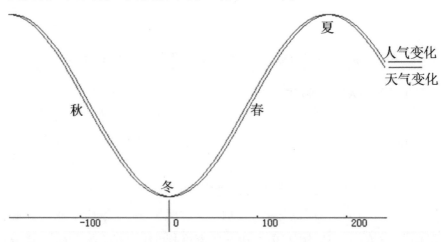

图3-34　正常生物钟控制的天人关系与阴阳平衡

那么这种周期性变化的"生物钟"是否一经形成就不改变呢？不是。"生物钟"既然是为人体适应自然而服务，它必然就会根据每年每季自然气候实际变化的强度和速度而做出"临时性跟踪调整"。

但我们知道，"生物钟"的"原本节律"是根据日照变化而制定的，有着"提前量预算"，所以实际执行起来，人体的"内环境应变缓冲"恰好能与"地球热缓冲"所形成的实际气温曲线同步（见前章的图2-38）。

但"临时性跟踪调整"则没有这种"提前量预算"，因此实际执行起来必会产生一种"跟踪滞后"的格局。于是，如果某一季的寒暑变化极为过度，机体"临时性跟踪调整"的"滞后格局"不但会造成本季的"反应滞后"，还会造成下一季反应的"惯性超前"，这在中医理论中被称为"主客胜复"或"阴阳胜复"（图3-35）。

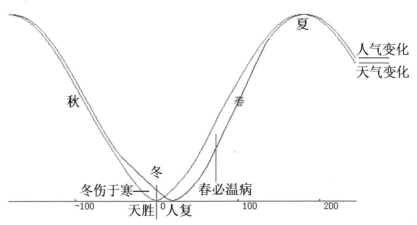

**图3-35 "非时之气"导致机体"反应滞后"
所产生的"阴阳失衡"与"天人胜复"**

如图可见，在这种情况下，无论是"胜"的阶段还是"复"的阶段，都会形成较大的"天人偏差"与"阴阳失衡"，导致这个时间段很容易被外来微生物"趁虚侵袭"。这便是"冬伤于寒，春必温病"的"伏气"原理。

所以，《黄帝内经》告诫我们："虚邪贼风，避之有时。"这个"虚邪"就是人体生物钟未曾预料的季节反常，此时尤须注意防病，中医自古以来便有这类"治未病"的思路。其实现代各大医疗机构如能运用"主客胜复"的原理，根据远期气象预报，也能做出一定程度的流行病学预测。

但或许有人会产生质疑："解析几何曲线图通常都是根据一些具体的实测数据而绘制的，而本文的'天人相应'曲线图中，'天气'变化固然有着气温指标可测；'人气'变化却有什么依据？若无具体参数，岂非瞎说？"

其实，虽说"人气"变化所涉及的生物指标方方面面，几乎是海量的，但我们还是可以找出其中最容易观测的一项来说明问题，那就是"总血容量"（兼及"血贮备量"）。人到夏季总血容量就会增多，冬季就会减少，这是已经确证的规律。关于这种血容量的变化，中医其实把脉便知，所谓"夏脉微钩""冬脉微石"是也；反倒是西医无此实验室指标。为了尊重科学，呼吁医学界尽快建立有关"总血容量"的实验室测量方法，确立"总血容量"相对于身高的正常值范围，这也是"中医数据化"极为关键的一步——**"阴气"**指标。

三、至关重要的总结

至此，综合中医"伤寒""温病"的方方面面，我们基本上可以看出，中医的"疾病观"其实与西医的"疾病观""大同小异"，但"疾病分类法"却与西医有着逻辑上的显著分别。

西医是根据"刺激特异性"来分类疾病的。也就是说，是什么微生物，损害在什么器官，就是"什么病"。

中医虽然也有"被刺激部位"的大致区分，但实际治则却是根据"机体反应性"来分类的。也就是说，同样一种微生物感染，同样一个部位受损，如果机体反应方式不同，治则就会不同，这叫"同病异治"；相反，不同的微生物感染，不同的部位损伤，如果机体反应方式相同，就是"同一证候"，治则就会相同，这叫"异病同治"。

临床上，中医与西医的两种逻辑之间经常产生尖锐的对立。然而，也并非完全没有共识。比如说，同一病种，在不同的发展期间，就应该采取不同的针对性疗法，这也是双方都能接受的。

所以，中医、西医的两种逻辑谁优谁劣，不是我们现在就能评价的，也不是现阶段的实验室水平所能解释的。在此只能引用一代哲学宗师费尔巴哈的警句："东方人看到了统一，却忽略了差异；西方人看到了差异，却忘记了统一。"期望我国的中医和西医能够真正结合起来，为全中国和全世界焕发更加辉煌的光彩，以其中国特色，立于世界民族之林！

第六节 从物理角度看中医诊断学的实质

前面我们已经多次提到，古中医的世界观是"唯动论"，它是以"阴阳五行"即"广义热运动"的角度来看待和分析生理病理的。

现在就让我们从中医诊断学的层面来再次证明这一点。

中医常说："善诊者，察色按脉，先别阴阳。"（《素问·阴阳应象大论》）

这对我们有两项提示：

第一，中医诊断，最注重的是客观指标，而望诊（察色、观形态）和切诊（按脉、按肌肤）以及闻诊（听声音、嗅气味）则是医者所能获得的不含任何主观因素的最直接信息。

第二，对于医者所获得的直接信息，中医并不是分别而孤立地看待，而是将每一项都进行理论提升，即通过"鉴别阴阳"，将它们归类整理，组成某种"证候"，才加以运用。

中医为什么要采用这样的方法呢？

笔者认为，这是因为中医诊断学所获得的各种信息，其实都只是局部的物理信息；而中医理念所注重的，则是一种基于生命本质所形成的整体协调运动，即本文所提出的"自然热对流仿真"动态。只有在此基础上归纳组合为若干"证候"模型，才能知道这些诊断信息表达的是一种什么样的整体动态，也才能进行条清缕析的治疗。所以，这些被称为"证候"的概念，从科学角度看，其实不应叫作"某病"，也大大超出西医任何"病种"范围，勉强说来，只应叫作"热对流仿真综合征"才更为合适。

现在我们就来具体地解析一下中医"先别阴阳"的实质过程，即从物理学角度，分层次地归纳中医临床诊断学信息与机体"热对流仿真"动态的关系。

别阴阳的第一层次：能量代谢的增加与减少：

1. 能量增加则身热、好动，需氧量增加则呼吸气粗；

2. 能量减少则身寒、喜静，需氧量减少则呼吸气少。

别阴阳的第二层次：能量增减引起的物流量（循环血量）变化：

1. 能量增加则循环血量增加，表现在微循环是舌红、面红；表现在整体循环是脉洪数。

2. 能量减少则循环血量减少，表现在微循环是舌淡、面白；表现在整体循环是脉细迟。

别阴阳的第三层次：能量增减引起的物流方向（体液分布趋势）变化：

1. 能量增加需要散热，于是体液向上向外分布则汗出、便干、尿黄、尿少；

2. 能量减少散热减少，于是体液向内向下分布则无汗、便溏、尿清、尿多。

别阴阳的第四层次：能量即时变化量与机体即时物流量（体液量）的比值：

1. 大能量大物流：脉洪大、身热、气粗、大汗、口渴（阳明证）；

2. 小能量小物流：脉微细、但欲寐（少阴证）；

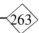

3. 大能量小物流："阴不胜其阳，则脉流薄急，病乃狂"——当见舌红少苔、脉细数、失眠、狂躁、消渴、虚劳等证；

4. 小能量大物流："阳不胜其阴，则五脏气争，九窍不通"——当见舌苔厚重、脉滑缓、神疲、腹满、痰饮、痹阻等证。

别阴阳的第五层次：能量增减过程中产热量与散热量的比值。机体能量增加时，必定先有一个产热量大于散热量的时段（这个时段即为中医"表实证"），而后产热与散热才会逐渐均衡（这个时段即为中医"里热证"）；机体能量减少时，也必定先有一个散热大于产热的时段（"表虚证"），而后散热与产热才会均衡（"里寒证"）。

别阴阳的第六层次：机体即时物流（体液、分泌液）中水分与其他物质的比值。这会有时间、空间两个影响因素。从时间来看，当体液有增长需求时，最先增加的必定是水分，而后才是其他成分。从空间来看，体液的比值最易受到能量代谢的散热量的影响：当散热量增加时，机体水分大量挥发，体液必定趋于浓稠；反之，则稀薄。所以当机体分泌物稀薄时，通常指征中医的"表证"或"寒证"；当机体分泌物变得浓稠时，通常指征中医的"里证"或"热证"。

别阴阳的第七层次：由于能量过程与体液分布趋向的不同，导致机体不同方位、不同时间可以出现能量/体液量的不同比值。诸如"表寒里热""上实下虚""先寒后热"……

别阴阳的第八层次：由于人始终生存于自然界中，四季变化期间，人体产能的绝对值是不一样的。所以中医诊断学所重视的并非人体基础能量代谢的绝对指标，而是机体能量在抵消了自然界寒暑变化之后的相对指标。这就是中医强调"天人合一"的道理，也是中医临床辨证不可忽略的指标。

以上是我们运用现代物理学概念所做的分层解析。毫无疑问，从这里可以看出，中医最主要的诊断学依据，在客观上都是环绕机体能量代谢的物理指标。

那么，自古以来的中医是否完全确认这一点，并且同样意识到这些物理层次了呢？答案是肯定的。

且看古中医的层次分析，即"四诊八纲"：

1. **寒热** 表达着能量的增减，这与现代分析的第一层次相对应。这是一项简单指标，也就是说，只要是能量代谢往上增加到机体需求值以上，就一定有热证。怎么来看机体需求值？西医根据体温计，中医则根据散热指征：机体自身觉热，开始排汗散热便是。

2. **虚实** 表达着物流的盛衰，这与现代分析的第二层次相对应。这也是一项简单指标。换言之，只要物流量大于正常值，便是中医"实证"。怎么看待物流正常值？西医只从血液浓度和血压判断，不够细致；中医则根据脉管充盈度、分泌液量、舌苔厚度等指标综合判断，较为全面：物流量大必定脉管充盈（洪、滑之脉）；物质供应多则分泌液多而浓稠；而所谓物流，主要是供能物质和部分代谢产物，此类供应大于需求，就会为第三方所利用，导致舌体表面的真菌生长旺盛，所以"舌苔增厚"，也是一项极其重要的间接判断指标。

3. **表里** 既表达着物流分布的趋向，也表达着能量增长的时段。所以它与现代分析的第三层次、第五层次都可对应，与第六层次也有关联，这是一项复杂指标。应当指出，由于中医是"唯动宇宙观"，所以"表里"的概念，并不是表达病灶原发部位的。例如"上呼吸道感染"固然多属"表证"，但"鼻炎"往往是里证，而深部脏器炎症如"肾小球肾炎"却也有"表证"阶段。以往的中医经典，往往强调以病人感觉是否"恶寒"来判断"表里"，但根据现代分析可见，"表里"其实是可用多项指标客观评判的：起病时段、产热/散热比值、分泌物浓度、舌苔厚度、机体兴奋性及体液分布趋向导致的皮下结缔组织间压是否增大（"脉浮"）等，这比单纯依据病人感觉可靠得多。

　　4. 阴阳　就是综合考察机体能量与物流在不同时段及不同方位的比值，以得出整体性判断，它包含了本文现代分析的第四至第八的所有层次。这一步非常重要，如果不加以综合分析，那么每一项物理指标只代表某个局部层面，无法得出机体"热对流仿真"的全局模式，就不能准确有效地"治本"。

　　由此可见，所谓中医的"证候组合"，其实就是集中了机体能量代谢的多项物理指标，从而推导出机体"热对流仿真"的各种不同模式，继而，不是针对局部指标"对症治疗"，而是根据整体模式进行根本上的纠正。这才是中医诊断学的精髓。

　　或许有人固执地以为，这些内容"不在医学范畴"，然而它至少是物理学的延伸，"物理模式决定生物模式"，难道就可以和医学风马牛不相及、完全分开吗？

　　下面我们就从中医的"脉诊"深入分析，来看它与物理学的结合有多么紧密：

　　中医的脉象，就大方向来说可分为"洪细""数迟""弦缓""滑涩""浮沉"五个范畴。老中医诊脉时常说："病家不用开口，便知病情根源。"这究竟是一种心理手段，还是一种科学过程？很多人都将信将疑。但其实，只需观察中医"脉象"是否能够掌握大量而准确的物理信息，就一目了然了。

　　1. 洪脉与细脉　脉搏的"洪""细"主要表达的是医者指下的桡动脉管径指标，它连带指征着人体总循环血量的多少。动脉管径粗，血流量大就是"洪"，反之则为"细"。但中医的洪脉还有一个附加特征，那就是"来盛去衰"，即收缩压与舒张压的差别较大，这表达心脏输出量大而外周阻力较小的状况。细脉一般不会有这个特征，因为输出量本来不多，不会使脉压差较大。

　　中医掌握脉搏"洪""细"的主要目的，是区别"实证"与"虚证"。人们常说，一个理论是否科学，必须可以证实或证伪。那么今天，对于中医的这一概念，就完全可以通过总循环血量的测定来加以求证。尽管中医的"虚""实"还包括其他的范围，但即时的循环血量显然是最容易确认的指标。

2. 数脉与迟脉 数脉与迟脉直接表达脉搏跳动次数的快慢，这通常与心脏搏动的次数一致，很容易确认。

但中医诊断学对于脉搏快慢还有更深层的认识，那就是引申指征患者整体的"热证"（能量代谢水平增高）与"寒证"（能量代谢水平降低）。

因为在特定时间段中，整体的循环血量是相对恒定的。如果能量代谢的增强超过某一阈值，以其需氧量的增加，常规循环血量运输力就显然不足，必须加快血流速度才能提高供氧效率。

所以，血流速度与供氧效率便是可以证实或证伪中医"寒""热"判断的实证指标。

3. 弦脉与缓脉 弦脉与缓脉直接表达的是动脉管壁的硬度。管壁硬度由动脉固有硬度与平滑肌张力两部分构成。对于年轻人，平滑肌张力占主要因素，而一些老年人由于逐渐发生动脉粥样硬化，转而呈现以管壁固有硬度为主的状态。

对于中医来说，这两部分应该加以区别为妥。因为脉诊机理中，平滑肌张力增加，指征"气郁"；而管壁固有硬度增加，指征"痰凝血瘀"，机理不同，就当于"弦脉"中单独鉴别出来。

那么，因桡动脉平滑肌张力引起的"弦"与"缓"，对于中医诊断的深层意义就是判别"气强于血"还是"血强于气"。关于"气""血"的详细概念，前面章节已有解说。这里要提的是针对中医诊断学的简捷描述："气为血帅，血为气母"，"气行脉外，血行脉中"。

由于"血行脉中、气行脉外"，所以管壁平滑肌张力增强便是"气强于血"；管壁平滑肌张力减低（伴随管内充盈）便是"血强于气"。

由于"气为血帅、血为气母"，所以在人处于整体应激状态时便会"气出于血"而展现"弦脉"，当人安静未受刺激之时便会"气入于血"而展现"缓脉"。健康人平时是"气入于血"的，所以缓脉也被中医定为"正常脉"。

由此可见，不要以为中医的"气""血"判断"主观"或"不科学"，在脉诊中，它其实可以由血管壁硬度与血管内充盈度的相对状况而得到证实或证伪。

4. 滑脉与涩脉　脉搏的"滑""涩"主要指征动脉血流的血液黏稠度。

为什么可以指征血液黏稠度呢？因为从物理学来说，心搏导致血液的波动并不是"谐振"而是"受迫振动"，所以它的"波弧"并非平均展现于"波长"全过程，而是当血液黏稠度较低时，"波弧部分"较短，"平坦部分"较长，表现于医者指下，三个手指就能按先后次序分别感到"波弧"经过，"如盘走珠"，这便是"滑脉"；相反，当血液黏稠度较高时，"波弧部分"较长，"平坦部分"较短，三个手指无法区别先后次序，感觉"脉流涩滞"，便是"涩脉"。

由此可见，脉诊的"滑""涩"直接掌握的只是血液黏稠度的物理量，而"滑脉指征湿盛、涩脉指征瘀血"都是中医在此基础上的进一步推论。滑脉是否真的代表湿盛，还要结合其他征象，比如怀孕妇女也会出现滑脉；而涩脉是否代表瘀血，也要看是否由于"血脂稠"所引起，如果因为脱水引起的，则不是瘀血。

所以，进一步的血液验证，不仅能证实或证伪"滑""涩"的脉象，对于"湿盛"与"瘀血"的深层判断也有帮助。

5. 浮脉与沉脉　这是指腕部桡动脉位置的深浅相反的两种脉象。关于浮脉，目前公认的教科书说法是："浮脉是指手指轻取即得，重按稍弱的脉象。"这种说法不够清晰，导致很多人以为"轻取"就是"轻按"。其实，"取"是"拿起"，按是"压下"，动作并不相同。怎么"取"呢？打个比方，浮脉就如同"一根塑料软管置于一块豆腐表面",手指在腕部桡动脉表面的皮肤上左右横推,即能感到明显的管状半圆弧。但若径直重按,则如同"吸管陷入豆腐内部",边际反而模糊。

这是因为,当机体受到气温气压骤变与病毒感染的双重刺激之后,在其应激反应的早期,会附带一种直接抵抗外界物理压力的矢量,它通常表现为深层结缔组织的组织间压增大。于是桡动脉就被增大压力的深层结缔组织推向体表。这种情况,中医亦称"卫气抗邪"。

应当指出,关于脉搏浮沉的判断,有两类人例外。一类是具有"婴儿肥"的年轻女性,其腕部皮下的结构脂肪层较厚,以手按之始终觉沉;另一类是极瘦的老人,皮下脂肪极少,动脉周围结缔组织萎缩,筋脉极其显露,以手按之总是显浮。这两类状况均应加以鉴别。

在中医,浮脉主要指征"表证",而沉脉主要指征"里证"。关于"表""里"的概念前面已有叙述。造成这种现象的生物机制并不简单,但其表现于脉位深浅的物理指标却是可测的。因此,通过这一物理指标,便可证实或证伪。

综上所述,中医的诊断方法虽然别具一格,却显然拥有众多确凿的物理指标支持。从而,"物理模式决定生物模式",这是一门不可否认的科学。无论现在还是将来,它与临床医药都有不可分割的联系。是科学,行之有效,就有深入研究的必要。

尤其对于中医初学者而言,明白了这一中医诊断学的精髓,就能彻底摆脱临证处方"知其然,不知其所以然"的状况。不必死记硬背每个方剂对应的每个症状,只需从根本机理加以活用便可。这样,整个中医的教学和应用都将跨进一个新时代!

第四章　结　语

我们的宇宙蕴藏着无穷的奥妙，我们至今仍在不停地探索。但宇宙观的问题，对我们的探索具有重要指导作用，所以往往不是等到探索完成之后才来确认，而是探索之初就已形成激烈的争论了。

宇宙的本源究竟是什么？上帝、物质、运动这三者构成了一切争论的焦点。"上帝论"认为物质和运动都归于上帝；"物质论"认为上帝不存在，运动从属于物质；"运动论"则认为物质从属于运动，一切所谓的物质都是更小单位的运动体系，而这"更小单位"的极限可以是"真空"。

"上帝论"由于没有数学公式支持，目前已退出主流意识；"物质论"有着数学公式支持，所以是目前的主流意识，但其"时空"概念的模糊，又是它的硬伤；"运动论"过去一直被边缘化，现代人几乎不知有此一论，只有古中国人的著作中才可见到它的系统架构。如今本文为它找出了一系列数学公式，未来的成长可以预期。

然而，我们是否要等待宇宙观的争论水落石出，才来考虑中医问题呢？不行，因为没有任何迹象表明宇宙观的争论可以结束，只要人类面前还有"未知"，宇宙观的争论就会永远继续下去。

时不我与，因此，我们必须现在就以"运动论"的观点来重新看待和研究中医的一切问题，因为古中国人正是以这种观点创建的中医理论，如果我们不和古人持有同样思路，如何正确理解和正确继承？没有继承，又何来提高？事实证明，我们过去以"物质论"观点对中医所做的研究和评价，不仅没有振兴中医，反而使它日渐式微。

必须改变过去那种不分阴阳证候，单以"某某方治某某病多少例"的临床研究方法，必须改变过去那种只看"主要有效成分"，而不看"总体物质配比"的中药研究方法。应该把"行为"作为研究对象，针对生命最基本的细胞分裂与充盈行为、"自然热对流仿真"行为、"天人相应"的能量变化与时间缓冲行为、外来致病菌对于机体内环境的"争控行为"以及炎性病灶的"拟胚行为"做出研究，应该不以"主要化学成分"，而以"总体物质配比"为研究对象，结合生药植物或动物的发育形态特征来探索中药研究的新路子，这才是符合中医特色的实事求是的科学方法。

一个宇宙观的正确与否，就看它对于人类实践和科学研究是否具有指导作用。其实，在"唯动宇宙观"的指导下，本书第二章《玄学的物理学原理》在公式演绎中，已经对理论物理学自动产生了多项突破，比如光速极限与粒子自旋的关系问题（洛伦兹变换的物理学意义）；"古中国太极"与自然参考系、绝对参考系和相对参考系的关系问题；动量与角动量的互相转化问题（所有天体为何会转以及牛顿的"第一推动力"问题）；黑洞中普通光线的增频问题（可说明黑洞两极的 X 线辐射）；万有引力与光辐射（照度）互为反作用力的问题；物质质量引起的"时空弯曲"是负曲率而不是正曲率的问题等。虽然这都需实验物理学加以验证，但至少说明"唯动宇宙观"必将对自然科学产生多方面的推动作用。

由于本书并非具体的《中医学》，只是《中医方法论》，所以在中医问题的很多方面都没有具体地展开，只是向大家介绍了一种将古老的中医理论与现代相结合的方法，一种既尊重现代科学知识，又尊重玄学基本概念即宇宙广义热运动的逻辑架构，以此来认识和解析中医现象及古中国文化的方法。

期望大家通过这个方法，能够自动领会中医各种原理和各种经验的精神实质，自动展开中医问题的方方面面，掌握中医自己的研究套路，使中医变得易学、易懂，使中医的理、法、方、药得到全面提高，推进中医现代化和国际化，让古老的中华在全世界展现夺目的光华。

壮哉，中医！壮哉，古中国伟大的思想！壮哉，宇宙热运动！

（沈宇峰 2012 年 5 月启笔于深圳，2016 年 1 月完稿于杭州）

附录　采用新方法论分析疾病的实例

不少朋友希望本书能够给出两个采用新的方法学诊疗疾病的实例。在此附录两则常见而难于根治的疾病——鼻炎与前列腺炎的分析、治疗方法，以做示范。

一、鼻炎

无论是中医还是西医，鼻炎，无疑是一种较为难缠的常见病、多发病。

中医脏腑理论中有"肺开窍于鼻"，于是多数中医对鼻炎都以"宣肺"论治，诸如苍耳子、辛夷花等。但对于现代的中国民众来说，这种治法虽有一定效果，但治则偏于单一，收效并不显著。

这是因为中医的脏腑理论究竟是什么，许多人并没有深刻的理解。殊不知"肺开窍于鼻"只是一种表面现象，其内在实质是生物发育的"自然热对流仿真"现象。

就整个呼吸系统的发育进化来看，鼻可视为向上、向外的"芽尖"部位，这就是"肺开窍于鼻"的意义；但鼻不仅仅是呼吸系统的"芽尖"，更是头部乃至整个躯干的"芽中之芽"，是全身对于自然变化的最敏感处，所以不仅仅是"肺"的"开窍"，更是全身经络之气的"开窍"。全身经络之气大都由鼻而出，就经络走向来看，太阳经、阳明经和厥阴经都连通于鼻。

一个人的一生当中，鼻是感染炎症次数最多的，就因为如此。

那么，对于西医的"炎症"，中医何解？"火"也！之所以"炎"有两个"火"，当初翻译这个西方词汇的时候，便意喻于此。

这个"火"是怎么生成的？西医与中医的观点略有不同。

　　西医认为只要病毒感染到了，就是炎症，但为什么只在此时此刻感染这里，不在他时他刻感染那里，则另当别论。

　　中医认为，"正气存内，邪不可干，邪之所凑，其气必虚。"这个"虚"是引申义，泛指"异常的兴奋性与新陈代谢"。之所以此时此刻感染这里而不是那里，是因为这里有可供病毒利用的"气"（异常的兴奋性与代谢产物）；如果没有可资利用的"气"，就不发病。

　　所以，中国古代医家朱丹溪有句名言"气有余便是火"，说的就是这种可资利用的"气"一旦壅积，很容易引发感染。换言之，"邪之所凑，其气必虚"的理念未必皆是"不足"，对于致病微生物来说，反而是指某些"有余"。

　　再看人体鼻部。一般说来，它在什么情况下会出现"气有余"，即异常兴奋性和代谢产物壅积呢？

　　根据脏腑理论，"肺开窍于鼻"，肺气会通过鼻窍而达表。如果体表受寒，"寒性收引"，"气"无法达表就会壅积于鼻，上呼吸道感染的机理与此相关。

　　但这只是问题的一个片面。中医"脏腑理论"的实质是生物发育的"自然热对流仿真"。如果把全身看作一团火（全局热对流系统）的话，那么鼻部便相当于火苗的尖部。"肺"属金，金主肃降，位于火苗外部，影响着鼻部"热对流之气"的去路。去路畅通（体表通利），则鼻无"余气"；去路不通（体表收引），则鼻有余气。对于感冒来说，只考虑这一点就够了；但对于鼻炎则不够，不仅仅要考虑气的去路问题，还须考虑气的来源问题。

　　鼻部之"气"的来源在哪里？中医是通过"四象"系统描述"热对流仿真"的，对于热对流的"火苗之尖"而言，去路归"肺金"，来源归于"肝木"。

　　或许有人诧异："鼻部之气"的来源竟是"肝气"？是的，经过笔者观察，一切经久难愈的鼻炎都以"肝肾阴虚"为本。

换从经络辨证来看也是同样，足太阳经与足阳明经皆起于鼻旁，由头到足，是鼻部之气的去路；足厥阴经由足心向上直达巅顶，是鼻腔之气的来源。所以，鼻腔之气有着一个来源两个去路：来源为厥阴，去路为太阳、阳明。

由此可见，无论脏腑辨证还是经络辨证，其实质都是"热对流仿真"一个意思。

对于鼻炎，经络辨证需要疏解太阳、调和阳明、收敛厥阴；脏腑辨证需要宣肺、和胃、养肝敛阴。二者大方向一致。可见掌握方法论何等重要！如果仅以传统的"脏腑辨证"照本宣科，是很难想到"和胃""养肝"之法的。

分析到这里，基本已知鼻炎的治则大法了，具体用药还须临证加以不同的侧重。

或许有朋友很想看一下笔者自己的经验处方。首先声明不可盲目照搬，如遇不同的寒热情况需要不同的加减。一般用药如下：

养肝敛阴（收敛厥阴），明目地黄丸；

宣肺和胃（宣通太阳、阳明），参苏宣肺丸。

两药合服，日二次，月余见效，之后仍须长服数月。

二、前列腺炎

前列腺属于男性生殖器官的一部分，而传统的中医脏腑理论有"肾主生殖，开窍于二阴"的说法，这样，或许一般人会以为前列腺炎当责之于中医的"肾"。其实不然。

根据本文的"五脏概念现代解"，前列腺所分泌的并不是细胞性物质，而是大分子物质（黏液），所以一般说来（在生机不乏的情况下），前列腺炎并不责之于"肾"，而是分泌过多责之于"脾胃"，通道不畅责之于"肝"。

而根据"热对流仿真"及"四象五行"理念来看，如果把整个人体视为一团火焰（热对流系统）的话，前列腺恰好位于"火焰"的根部，即"水"的方位。

从热循环次序来看，"水之气"的来源一是"金"，二是"土"；"水之气"的去路则是"木"。"气有余便是火"，因此若要消除炎症，就要清其来源，通其去路，使气无余。即清金（通调水道）、泄土（顺胃通便）、疏木（疏肝理气）。

而从经络循行特点来看也是同样，由于前列腺部位有三条经络通过，即足阳明胃经、足少阴肾经、足厥阴肝经，所以显然也要利少阴、清阳明、疏厥阴，治则相同。

或许有朋友问："经络理论的'利少阴'指的是'肾'，脏腑理论'通调水道'指的是'肺'，如何'治则相同'？"

呵呵，由于中医是一种"唯动宇宙观"，所以我们不能纠结于不同理论（不同辨证方式）的名词差异，而要看它所指征的运动状态，这才是本质："利少阴"和"通调水道"所实现的运动状态其实是一致的，通俗地说，都是"利尿"。

所以，落实到方剂上，"利少阴"和"通调水道"皆可用石韦散；而"清阳明胃"和"疏厥阴肝"则可用大柴胡汤。

对于急性前列腺炎，大柴胡汤合石韦散便是笔者常用的方子。

当然，如果对于生机衰退的慢性前列腺炎，则当酌情加入补肾之剂。若还兼有气虚者，则清金泄土也都不必再用，但疏解厥阴之木必须坚持，此时组方可用金匮肾气丸合加味逍遥丸。

由此可见，治疗某一个病的中医方子不可盲目照搬。同一个病，不同的身体条件和不同的外界环境会有不同的治则，也就会有不同的处方。一个正确的治疗，立法必在处方之先。而要获得正确的立法，必须充分了解机体此时的运动状态。要知道，**中医处方所针对的并不是某个病名，而是某个运动状态**。中医临床之所以要辨别"证候"，其实质就是把握机体与疾病互动的状态。不同的状态，当然用药不同，这也就是蒲辅周老先生为什么要用98首处方治疗167个乙型脑炎病人的原因。可以说，真正的名医必须掌握这一点。

　　因此，"法"比"方"更重要，而"动"又是"法"的前提，从而"唯动宇宙观"与中医其实是一个密不可分的整体，"阴阳五行"（广义热运动理论）则是解析这一整体的钥匙。

参 考 书 目

［1］史蒂芬·霍金．时间简史：从大爆炸到大挤压．牛津大学出版社，1988.

［2］布赖恩·格林．宇宙的琴弦．湖南科学技术出版社，2004.

［3］B. И. 瑞德尼克．量子力学史话．科学出版社，1979.

［4］曹天元．量子物理史话．辽宁教育出版社，2011.

［5］汪洁．时间的形状：相对论史话．新星出版社，2011.

［6］尤永隆，等．发育生物学．科学出版社，2011.

［7］梁漱溟．中国文化的命运．中信出版社，2010.

［8］彭子益，李可．圆运动的古中医学．中国中医药出版社，2007.

［9］彭坚．我是铁杆中医：彭坚学术观点与临床心得集．人民卫生出版社，2007.

［10］方舟子．批评中医．中国协和医科大学出版社，2007.

［11］荆门市博物馆．郭店楚墓竹简．文物出版社，1998.

［12］（周）佚名．尚书．中华书局，2009.

［13］（周）李耳；贾德永，译注．老子．上海三联书店，2013.

［14］（周）佚名；傅佩荣，译解．易经．东方出版社，2013.

［15］（周）佚名．黄帝内经．中医古籍出版社，2009.

［16］（周）秦越人．难经．四川科技出版社，2008.

［17］（汉）刘安．淮南子．广西师范大学出版社，2010.

［18］（汉）张机. 伤寒论. 学苑出版社，2008.

［19］（汉）张机. 金匮要略. 学苑出版社，2008.

［20］（宋）朱熹，撰. 周易本义. 上海古籍出版社，1987.

［21］（宋）周敦颐. 周子通书. 上海古籍出版社，2008.

［22］（宋）周敦颐. 太极图说. 上海古籍出版社，1992.